Torsten B. Moeller, MD
Department of Radiology
Marienhaus Klinikum
Saarlouis / Dillingen, Germany

Emil Reif, MD
Department of Teleradiology
Reif & Moeller Diagnostic-network
Dillingen, Germany

Pocket Atlas of Sectional Anatomy
Volume Ⅲ: Spine, Extremities, Joints
Computed Tomography and Magnetic Resonance Imaging
(2nd edition)

CT 与 MRI 袖珍断层解剖图谱
第 3 卷：脊柱、四肢、关节
（第 2 版）

编　著　〔德〕　托斯坦·B. 穆勒
　　　　　　　　埃米尔·赖夫

主　审　冯卫华

主　译　李新华

副主译　纪邦启　冯　硕

天 津 出 版 传 媒 集 团
天津科技翻译出版有限公司

著作权合同登记号：图字：02-2017-252

图书在版编目(CIP)数据

　　CT与MRI袖珍断层解剖图谱. 第3卷, 脊柱、四肢、关节/(德)托斯坦·B.穆勒(Torsten B. Moeller)，(德)埃米尔·赖夫(Emil Reif)编著；李新华主译.
—天津：天津科技翻译出版有限公司, 2021.3
　　书名原文：Pocket Atlas of Sectional Anatomy：Volume Ⅲ：Spine, Extremities, Joints—Computed Tomography and Magnetic Resonance Imaging (2nd edition)
　　ISBN 978-7-5433-3991-0

　　Ⅰ.①C… Ⅱ.①托… ②埃… ③李… Ⅲ.①计算机X线扫描体层摄影–断面解剖学–图谱　②核磁共振成像–断面解剖学–图谱　Ⅳ.①R814.42-64　②R445.2-64

　　中国版本图书馆CIP数据核字(2019)第265510号

中文简体字版权属天津科技翻译出版有限公司。

授权单位：Georg Thieme Verlag KG.
出　　　版：天津科技翻译出版有限公司
出　版　人：刘子媛
地　　　址：天津市南开区白堤路244号
邮政编码：300192
电　　　话：(022)87894896
传　　　真：(022)87895650
网　　　址：www.tsttpc.com
印　　　刷：高教社(天津)印务有限公司
发　　　行：全国新华书店
版本记录：890mm×1240mm　32开本　14.5印张　420千字
　　　　　　2021年3月第1版　2021年3月第1次印刷
　　　　　　定价：118.00元

(如发现印装问题，可与出版社调换)

译 者 名 单

主 审

    冯卫华 （青岛大学医学院附属医院）

主 译

    李新华 （山东省无棣县人民医院）

副主译

    纪邦启 （山东省济南市济钢医院）

    冯　硕 （青岛大学医学院附属医院）

译 者（按姓氏汉语拼音排序）

    冯　硕 （青岛大学医学院附属医院）

    纪邦启 （山东省济南市济钢医院）

    李新华 （山东省无棣县人民医院）

    刘　冰 （山东省无棣县人民医院）

    张云飞 （山东省无棣县人民医院）

    宗先金 （山东省无棣县人民医院）

中文版前言

在平时工作中，我们对于影像断层解剖的理解，大多停留在一些大的框架上，对一些小的细微解剖往往不求甚解或者一带而过。当看到"CT 与 MRI 袖珍断层解剖图谱"丛书时，里面精美的图像和详细的标注立刻吸引了我，遂作为手头查阅精细解剖的工具书。但由于该书为英文图书，书中有些英文词汇相对生僻，不便于查阅，于是便有了把这本书翻译成中文的想法。起初以为这是件简单的事情，仅仅需要翻译单个解剖词汇，无须考虑语法方面的遣词造句和揣摩，更不用讲究"信达雅"。但在翻译过程中发现，对于一些不常用的解剖词汇还需要查阅中文解剖书，因此，翻译此书相当于重新学习了一遍解剖学，收获颇丰。

有幸邀请到青岛大学医学院附属医院的冯卫华教授担任本书主审，冯教授极为细致严谨，对书中每一个细节都字斟句酌，以期读者能从中获益！感谢天津科技翻译出版有限公司编辑们的辛勤劳动，还要感谢我们翻译团队的不懈努力。由于水平有限，书中难免存在不当之处，恳请读者多多斧正。

李新华

2020 年 12 月

前　　言

　　《CT 与 MRI 袖珍断层解剖图谱》(第 3 卷)已被翻译成多国语言,在世界范围内出版发行,读者反映热烈,我们感到非常欣慰,同时也备受鼓舞。因此,对于第 1 版中关于关节附近区域的图像,我们添加了完整的上臂、前臂以及大腿和小腿两个平面(冠状面、矢状面)的图像和插图。这填补了先前骨或软组织病变方面的空白,如炎症或肿瘤引起的组织病变。该书的体例保持不变:不同的肌肉、血管、神经和其他解剖结构的统一配色方案;并将高质量(3.0T) MRI 图像与线图进行对比。因此,我们希望能够提供精确和清晰的图像,以便于定位和识别相关的解剖结构。

　　与其他两卷一样,如果没有如此多的专业人士的支持,这项工作是不可能完成的。在此对他们表示衷心的感谢。

　　非常感谢我们整个 MRI 团队,特别感谢 Carina Engler 始终如一地致力于提供最佳的图像, 以及 Nicole Bigga 提供的 3.0T MRI 图像。

　　希望本书的读者能像我们在制作图片和插图时一样,再次感受到其中的乐趣。

托斯坦·B.穆勒

埃米尔·赖夫

谨以此书献给我美国的亲人们：

Bernie 和 Arlene，Bryan 和 Nancy，

Rick，Krista 和 Ella Rose，Bill，Kayla，

Abby 和 Liviana，Shirley，Mike，

Austin 和 Amanda，Michael 和 Kendall，

Audrey，Mike 和 Kristen，Katelyn 和 Matt，

Claudia 和 Larry，Bryan 和 Stacy，

Jamie 和 Shawn，Meghan 和 Jason

目　　录

动脉

神经

静脉

骨

脂肪组织

软骨

肌腱

椎间盘、关节盂唇等

液体

躯干肌

前锯肌

肩胛舌骨肌

斜方肌

锁骨下肌

肋间肌

肩部肌

三角肌

冈下肌

胸大肌、胸小肌

肩胛下肌

喙肱肌

背阔肌

前臂背侧肌

旋后肌

拇长伸肌、拇短伸肌

示指伸肌

手部肌

背侧和掌侧骨间肌

蚓状肌

上臂掌侧肌

肱二头肌

肱肌

上臂背侧肌

肱三头肌

肘肌

前臂背侧肌

(浅层)

指伸肌

小指伸肌

尺侧腕伸肌

前臂桡侧肌

肱桡肌

桡侧腕长伸肌

桡侧腕短伸肌

前臂掌侧肌

(浅层)

旋前圆肌

指浅屈肌

桡侧腕屈肌、尺侧腕屈肌

掌长肌、掌短肌

前臂掌侧肌

(深层)

指深屈肌

拇长屈肌

旋前方肌

小指肌

小指展肌

小指短屈肌

小指对掌肌

拇指肌

拇长展肌

拇短展肌

拇对掌肌

拇短屈肌

拇收肌

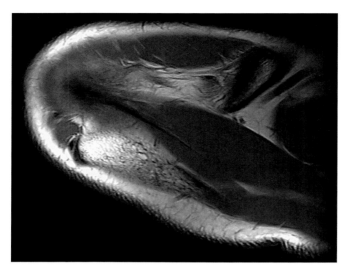

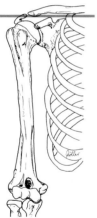

腹侧

外侧 □ 内侧

背侧

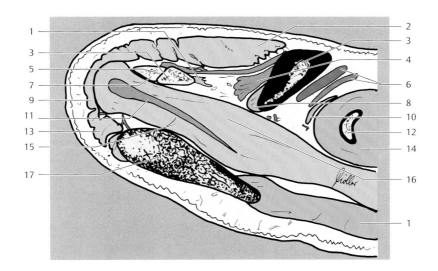

1	斜方肌	10	肩胛舌骨肌
2	三角肌(锁骨部)	11	冈上肌(中心腱)
3	锁骨	12	肋骨
4	喙锁韧带	13	三角肌(脊柱部)
5	肩锁关节	14	前锯肌
6	肩胛上动脉与静脉	15	冈上肌(背侧韧带)
7	肩峰	16	冈上肌(腹侧韧带)
8	锁骨下肌	17	肩胛冈
9	三角肌(肩峰部)		

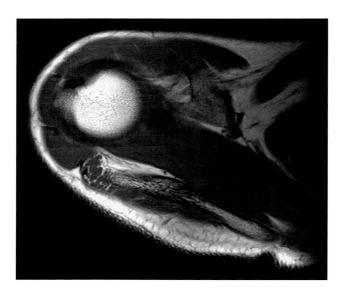

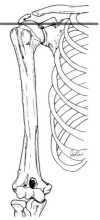

腹侧

外侧 ☐ 内侧

背侧

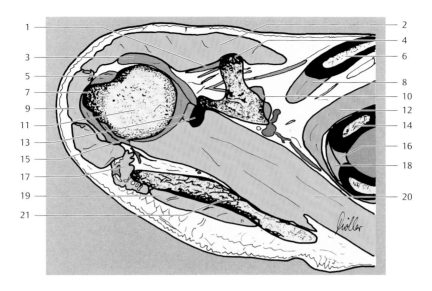

1	喙肱韧带	12	前锯肌
2	三角肌(锁骨部)	13	盂唇上缘
3	中盂肱韧带	14	肋骨
4	肩胛骨喙突	15	关节盂
5	冈上肌(肌腱)	16	肋间内肌
6	锁骨	17	三角肌(脊柱部)
7	肱骨(大结节)	18	肋间外肌
8	锁骨下肌	19	冈下肌
9	三角肌(肩峰部)	20	冈上肌
10	喙锁韧带	21	肩胛冈
11	肱骨头		

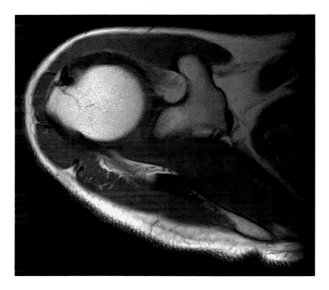

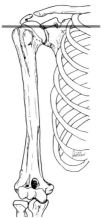

腹侧

外侧 □ 内侧

背侧

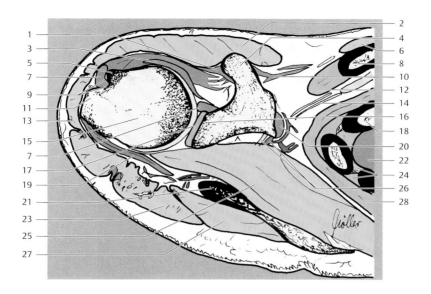

1	喙肱韧带	15	肱骨头
2	三角肌(锁骨部)	16	关节盂
3	中盂肱韧带	17	盂唇上缘
4	肩胛骨喙突	18	肋骨
5	肱骨(小结节)	19	冈下肌(肌腱附着处)
6	胸大肌	20	喙锁韧带
7	肱二头肌(长头,肌腱)	21	肩胛冈
8	锁骨	22	肺
9	结节间沟(肱二头肌沟)	23	三角肌(脊柱部)
10	胸小肌(肌腱)	24	肋间内肌与外肌
11	肱骨(大结节)	25	冈上肌
12	锁骨下肌	26	肩胛上动脉、静脉与神经
13	三角肌(肩峰部)	27	冈下肌
14	臂丛	28	前锯肌

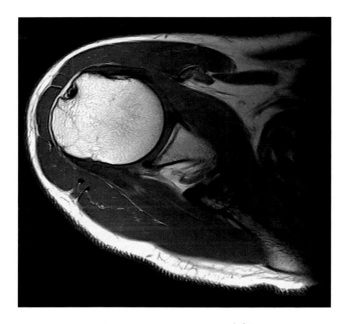

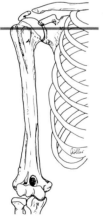

腹侧

外侧 ☐ 内侧

背侧

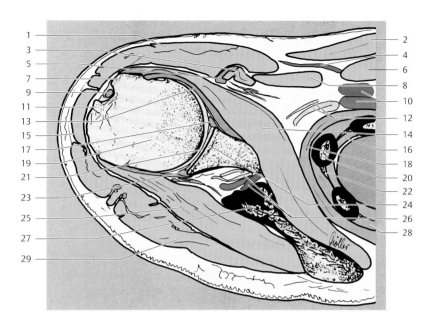

1	三角肌(锁骨部)	16	肋间内肌
2	胸大肌	17	盂唇前缘
3	喙肱肌(和肌腱)	18	前锯肌
4	头静脉	19	肱骨头
5	肱二头肌(短头,肌腱)	20	肋骨
6	锁骨下肌	21	肱肩关节
7	肱骨(小结节)	22	肋间动脉、静脉与神经
8	胸小肌	23	盂唇后缘
9	肱二头肌(长头,肌腱)	24	关节盂
10	腋动脉与静脉	25	冈下肌
11	肱骨(大结节)	26	肩胛上动脉、静脉与神经
12	臂丛与肩胛下神经	27	肩胛骨
13	中盂肱韧带	28	肋间外肌
14	肩胛下肌	29	三角肌(脊柱部)
15	三角肌(肩峰部)		

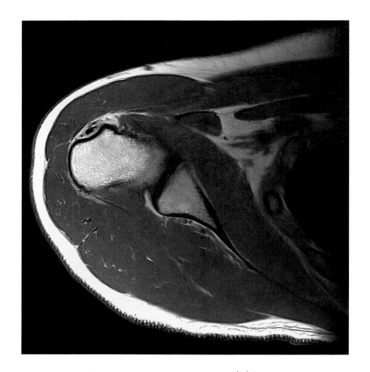

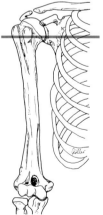

腹侧

外侧 □ 内侧

背侧

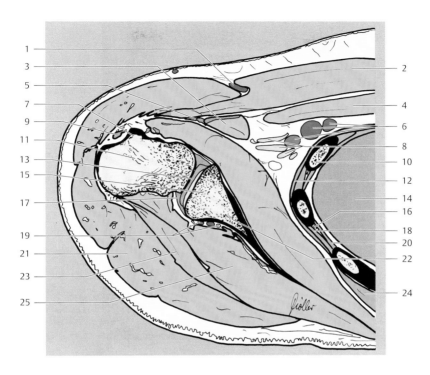

1	头静脉
2	胸大肌
3	喙肱肌(和肌腱)
4	胸小肌
5	肱二头肌(短头,肌腱)
6	腋动脉与静脉
7	肱骨(小结节)
8	臂丛
9	肱二头肌(长头,肌腱)
10	肋骨
11	肱骨
12	前锯肌
13	盂唇下缘
14	肺
15	关节盂
16	肋间动脉、静脉与神经
17	关节囊
18	肋间外肌
19	肩胛上动脉、静脉与神经
20	肋间内肌
21	三角肌
22	肩胛骨
23	小圆肌
24	后锯肌
25	冈下肌

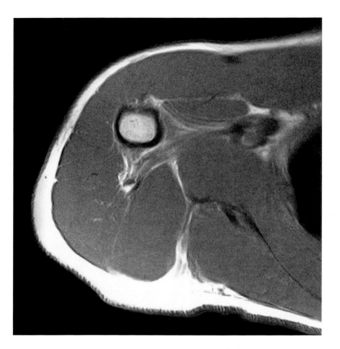

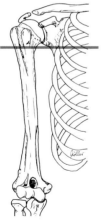

腹侧

外侧 ☐ 内侧

背侧

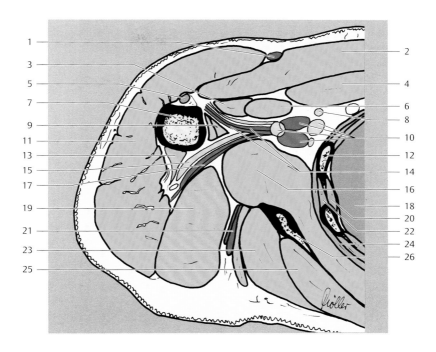

1	头静脉	14	旋肱前动脉与静脉
2	胸大肌	15	腋神经
3	肱二头肌(短头,肌腱)	16	肩胛下肌
4	胸小肌	17	旋肱后动脉与静脉
5	肱二头肌(长头,肌腱)	18	肺
6	喙肱肌	19	肱三头肌(长头)
7	肱骨	20	肋间内肌与最内肌
8	胸长神经	21	旋肩胛动脉与静脉
9	背阔肌与大圆肌	22	肋间外肌
10	腋动脉、静脉与臂丛	23	小圆肌
11	三角肌	24	前锯肌
12	肋骨	25	冈下肌
13	肱三头肌(外侧头)	26	肩胛骨

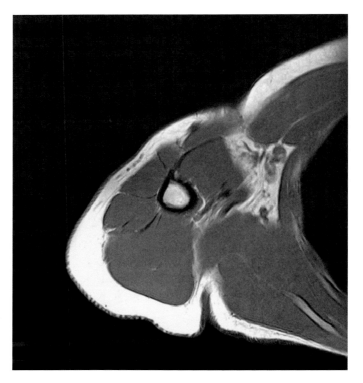

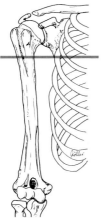

腹侧

外侧 □ 内侧

背侧

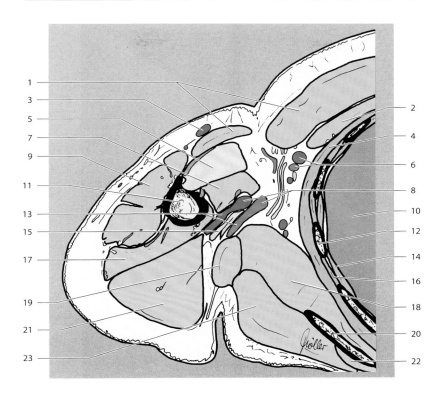

1	胸大肌	13	肱深动脉与静脉
2	胸小肌	14	肋间内肌与最内肌
3	头静脉	15	桡神经
4	前锯肌	16	肋间外肌
5	肱二头肌	17	肱三头肌(外侧头)
6	胸外侧动脉与静脉	18	肩胛下肌
7	喙肱肌	19	大圆肌
8	腋动脉与静脉	20	肩胛骨
9	三角肌	21	肱三头肌(长头)
10	肺	22	冈下肌
11	肱骨	23	大圆肌与背阔肌
12	肋骨		

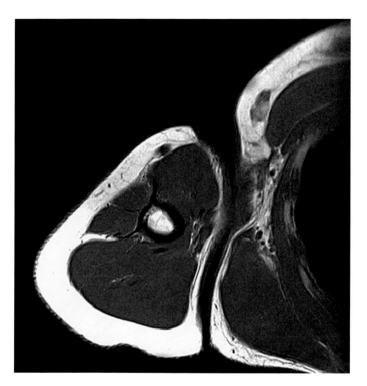

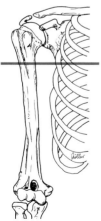

腹侧

外侧 □ 内侧

背侧

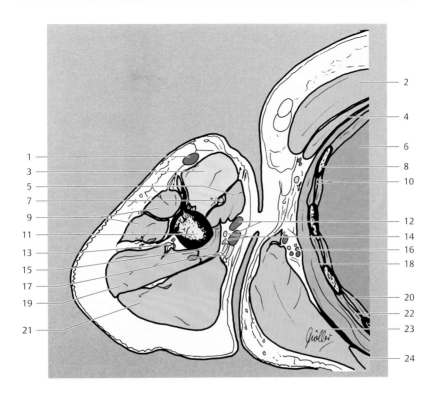

1	头静脉	13	桡神经
2	胸大肌	14	正中神经
3	肱二头肌	15	肱三头肌(内侧头)
4	胸小肌	16	胸背动脉、静脉与神经
5	喙肱肌	17	尺神经
6	肺	18	前锯肌
7	肌皮神经	19	肱三头肌(外侧头)
8	肋骨	20	肋间内肌与最内肌
9	三角肌	21	肱三头肌(长头)
10	肋间动脉、静脉与神经	22	肋间外肌
11	肱骨干	23	大圆肌与背阔肌
12	肱动脉与静脉	24	冈下肌

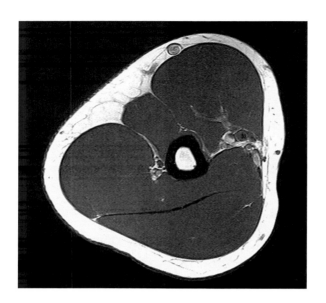

腹侧

外侧 □ 内侧

背侧

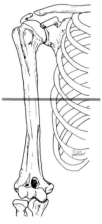

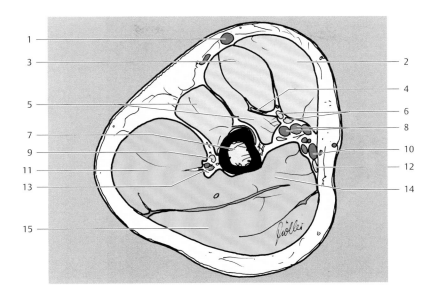

1	头静脉	9	桡神经
2	肱二头肌(短头)	10	贵要静脉
3	肱二头肌(长头)	11	肱三头肌(外侧头)
4	肌皮神经	12	尺神经
5	肱肌	13	肱深动脉与静脉
6	正中神经	14	肱三头肌(内侧头)
7	肱骨干	15	肱三头肌(长头)
8	肱动脉与静脉		

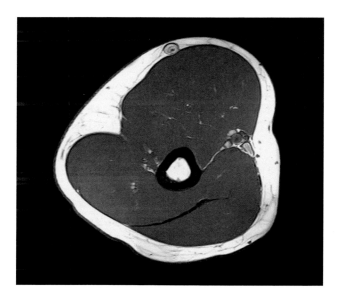

腹侧

外侧 ☐ 内侧

背侧

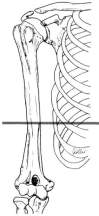

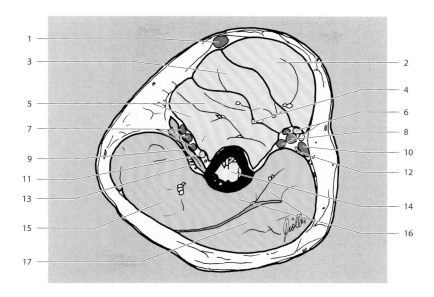

1	头静脉	10	贵要静脉
2	肱二头肌(短头)	11	桡神经
3	肱二头肌(长头)	12	尺神经
4	肌皮神经	13	前臂后皮神经
5	肱肌	14	肱骨干
6	正中神经	15	肱三头肌(外侧头)
7	肱深动脉与静脉	16	肱三头肌(内侧头)
8	肱动脉与静脉	17	肱三头肌(长头)
9	肱桡肌		

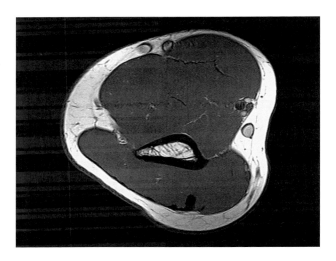

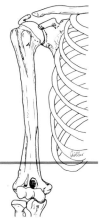

腹侧

外侧 □ 内侧

背侧

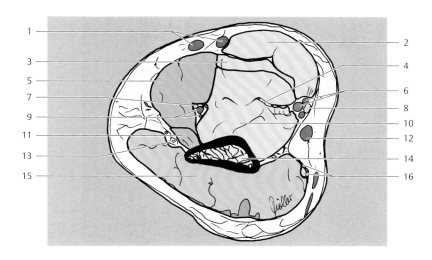

1	头静脉	9	肱深动脉与静脉
2	肱二头肌(短头)	10	肱肌
3	肱二头肌(长头)	11	桡侧腕长伸肌
4	肌皮神经	12	贵要静脉
5	肱桡肌	13	前臂后皮神经
6	肱动脉与静脉	14	肱骨干
7	桡神经	15	肱三头肌
8	正中神经	16	尺神经与尺动脉和静脉

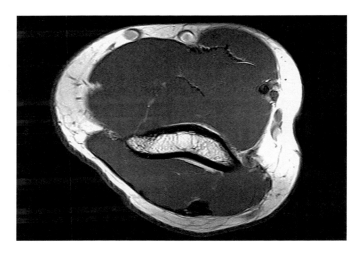

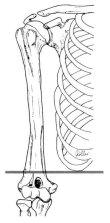

腹侧

外侧 □ 内侧

背侧

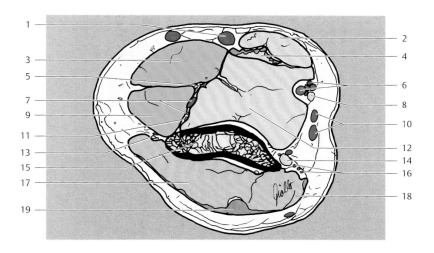

1	头静脉	11	内侧副动脉
2	肱二头肌(短头)	12	肱肌
3	肱桡肌	13	前臂后皮神经
4	肱二头肌(长头与肌腱)	14	尺神经
5	桡神经	15	肱骨干
6	肱动脉与静脉	16	尺动脉与静脉
7	肱深动脉与静脉	17	肱三头肌(外侧头)
8	正中神经	18	肱三头肌(内侧头)
9	桡侧腕长伸肌	19	肱三头肌(肌腱)
10	贵要静脉		

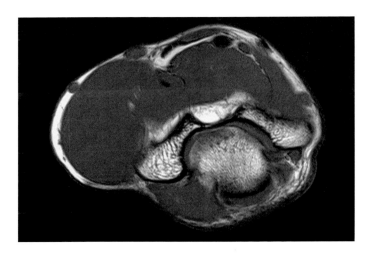

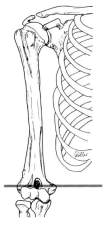

腹侧

外侧 ☐ 内侧

背侧

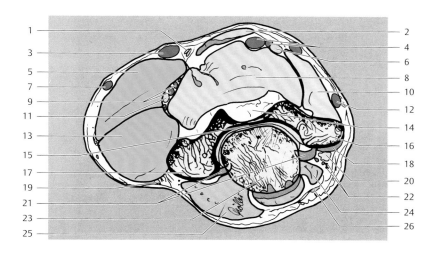

1	前臂皮神经	15	肱尺关节
2	肱二头肌(和肌腱)	16	肱骨内上髁
3	肘正中静脉	17	肱骨外上髁
4	肱动脉与静脉	18	前臂腹侧浅肌肌腱附着处与副韧带
5	肱桡肌		
6	正中神经	19	前臂后皮神经(桡神经)
7	头静脉	20	尺神经
8	肱肌	21	关节囊
9	桡副动脉与静脉	22	尺上副动脉与静脉
10	旋前圆肌	23	鹰嘴
11	桡神经	24	肱三头肌(和肌腱)
12	贵要静脉	25	肘肌
13	桡侧腕长伸肌	26	鹰嘴皮下囊
14	鹰嘴窝		

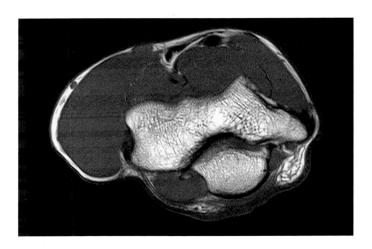

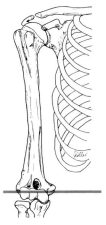

腹侧

外侧 ☐ 内侧

背侧

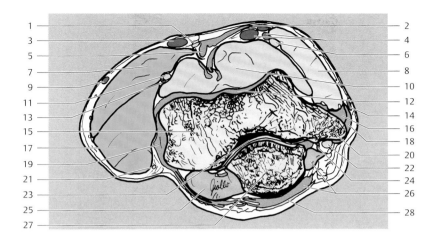

1	前臂皮神经	15	肱骨(小头)
2	肱二头肌腱膜	16	桡侧腕屈肌(肌腱附着处)
3	肘正中静脉	17	桡侧腕长伸肌
4	肱动脉与静脉	18	掌长肌(肌腱附着处)
5	肱二头肌(肌腱)	19	外侧副韧带
6	正中神经	20	肱骨内上髁
7	肱桡肌	21	前臂后皮神经(桡神经)
8	旋前圆肌	22	尺神经
9	头静脉	23	肱尺关节
10	肱肌(和肌腱)	24	尺上副动脉与静脉
11	桡神经	25	肘肌
12	肘关节囊	26	肱三头肌(和肌腱)
13	桡侧副动脉与静脉	27	鹰嘴
14	贵要静脉	28	鹰嘴皮下囊

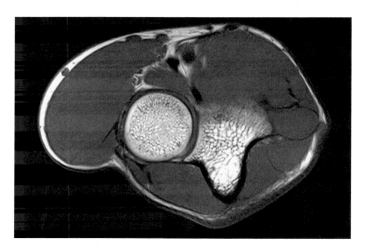

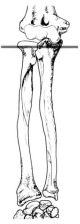

腹侧

桡侧 ☐ 尺侧

背侧

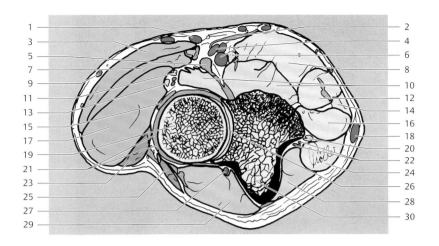

1	肘正中静脉
2	肱二头肌腱膜
3	肱桡肌
4	肱动脉与静脉
5	肱二头肌(肌腱)
6	正中神经
7	桡侧腕长伸肌
8	旋前圆肌
9	头静脉
10	肱肌(和肌腱)
11	桡神经(浅支)
12	桡侧腕屈肌
13	桡神经(深支)
14	掌长肌
15	旋后肌(肌腱)
16	指浅屈肌
17	桡侧腕短伸肌
18	贵要静脉
19	桡骨头
20	尺神经
21	环状韧带
22	尺侧上副动脉与静脉
23	指伸肌
24	尺侧腕屈肌
25	尺侧腕伸肌
26	近侧桡尺关节
27	骨间返动脉
28	指伸屈肌
29	肘肌
30	尺骨

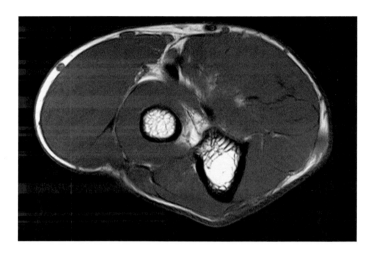

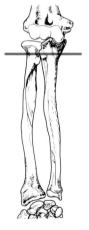

腹侧

桡侧 □ 尺侧

背侧

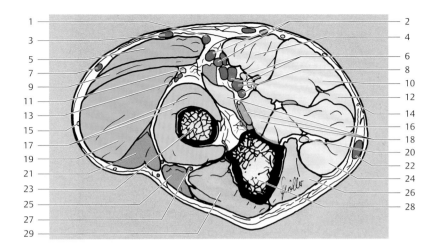

1	肘正中静脉
2	桡动脉与静脉
3	副头静脉
4	旋前圆肌
5	肱桡肌
6	正中神经
7	头静脉
8	尺动脉与静脉
9	桡侧腕长伸肌
10	桡侧腕屈肌
11	桡神经(浅支)
12	掌长肌
13	桡神经(深支)
14	前臂内侧皮神经
15	前臂后皮神经

16	指浅屈肌
17	旋后肌
18	肱肌(和肌腱附着处)
19	桡侧腕短伸肌
20	尺神经
21	指伸肌
22	贵要静脉
23	桡骨
24	尺侧腕屈肌
25	尺侧腕伸肌
26	指深屈肌
27	骨间返动脉与静脉
28	尺骨
29	肘肌

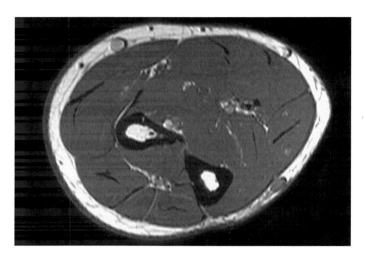

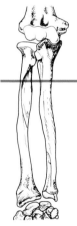

腹侧

桡侧 ☐ 尺侧

背侧

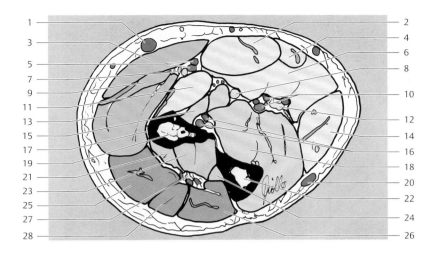

1	肘正中静脉	15	拇长屈肌
2	桡侧腕屈肌	16	骨间前动脉、静脉与神经
3	肱桡肌	17	桡神经(深支)
4	掌长肌	18	指深屈肌
5	桡动脉与静脉	19	桡骨
6	指浅屈肌	20	头静脉
7	桡神经(浅支)	21	旋后肌
8	正中神经	22	尺骨
9	桡侧腕长伸肌(和肌腱)	23	拇长展肌
10	尺动脉与静脉	24	拇长伸肌
11	旋前圆肌	25	指伸肌
12	尺神经	26	尺侧腕伸肌
13	桡侧腕短伸肌	27	骨间后动脉、静脉与神经
14	尺侧腕屈肌	28	小指伸肌

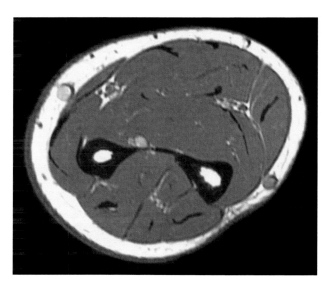

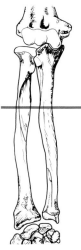

腹侧

桡侧 ☐ 尺侧

背侧

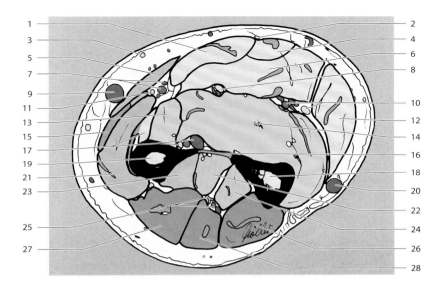

1	桡侧腕屈肌	15	桡侧腕长伸肌(和肌腱)
2	前臂内侧皮神经(前支)	16	前臂骨间膜
3	前臂外侧皮神经 (肌皮神经)	17	旋前圆肌和骨间前动脉、静脉与神经
4	掌长肌	18	尺骨
5	肱桡肌	19	桡骨
6	指浅屈肌	20	贵要静脉
7	桡动脉与静脉	21	桡侧腕短伸肌
8	正中神经	22	拇短伸肌
9	头静脉	23	拇长展肌
10	尺动脉、静脉与神经	24	拇长伸肌
11	桡神经(浅支)	25	骨间后动脉、静脉与神经
12	尺侧腕屈肌	26	尺侧腕伸肌
13	拇长屈肌	27	指伸肌
14	指深屈肌	28	小指伸肌

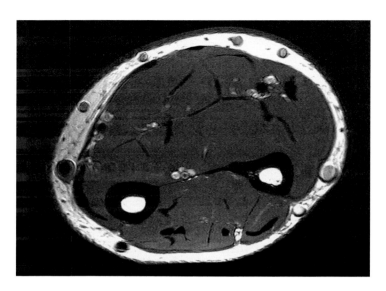

腹侧

桡侧 □ 尺侧

背侧

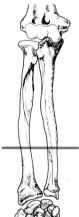

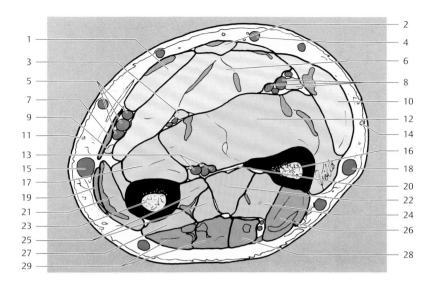

1	桡侧腕屈肌	16	尺骨
2	掌长肌	17	拇长屈肌
3	正中神经	18	贵要静脉
4	皮下静脉	19	桡侧腕长伸肌(肌腱)
5	桡动脉与静脉	20	前臂骨间膜
6	指浅屈肌	21	桡侧腕短伸肌(和肌腱)
7	肱桡肌(肌腱)	22	拇长伸肌
8	尺动脉、静脉与神经	23	桡骨
9	桡神经(浅支)	24	示指伸肌
10	尺侧腕屈肌	25	拇短伸肌
11	前臂后皮神经	26	尺侧腕伸肌
12	指深屈肌	27	拇长展肌
13	骨间前动脉、静脉与神经	28	小指伸肌
14	前臂外侧皮神经	29	指伸肌
15	头静脉		

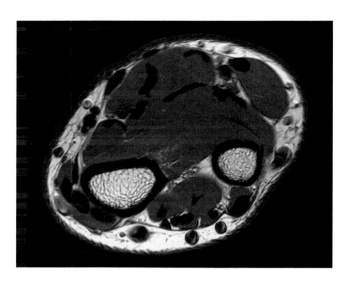

腹侧

桡侧 〔　〕尺侧

背侧

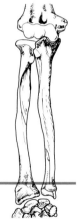

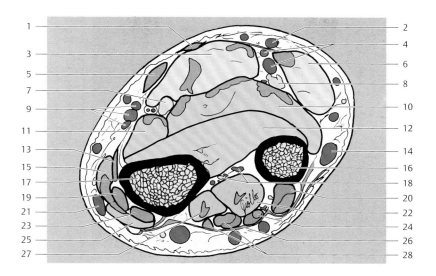

1	掌长肌(肌腱)	15	拇长展肌(和肌腱)
2	皮下静脉	16	尺骨
3	指浅屈肌	17	桡骨
4	尺动脉与静脉	18	骨间前动脉、静脉与神经
5	桡侧腕屈肌(肌腱)	19	桡侧腕长伸肌(肌腱)
6	尺侧腕屈肌	20	尺侧腕伸肌
7	正中神经	21	头静脉
8	尺神经	22	示指伸肌
9	桡动脉与静脉	23	桡侧腕短伸肌(肌腱)
10	指深屈肌	24	小指伸肌
11	拇长屈肌	25	拇短伸肌
12	旋前方肌	26	伸肌支持带
13	肱桡肌(肌腱)	27	拇长伸肌
14	贵要静脉	28	指伸肌(肌腱)

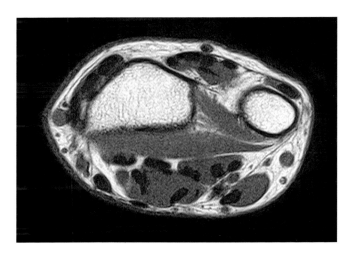

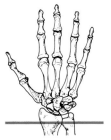

背侧

桡侧 尺侧

掌侧

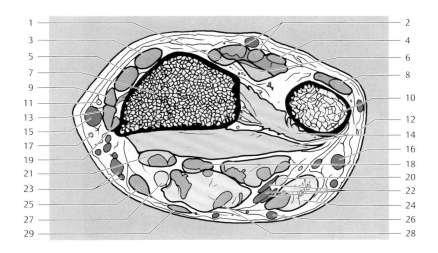

1	拇长伸肌	16	贵要静脉
2	指伸肌	17	前臂外侧皮神经
3	桡侧腕短伸肌(肌腱)	18	指深屈肌(和肌腱)
4	小指伸肌(和肌腱)	19	肱桡肌(肌腱)
5	桡侧腕长伸肌(肌腱)	20	尺神经
6	示指伸肌	21	拇长屈肌
7	桡骨	22	尺动脉与静脉
8	尺侧腕伸肌(和肌腱)	23	桡动脉与静脉
9	拇短伸肌(肌腱)	24	尺侧腕屈肌
10	尺骨	25	桡侧腕屈肌(肌腱)
11	桡神经(浅支)	26	皮下静脉
12	前臂外侧皮神经	27	正中神经
13	拇长展肌(肌腱)	28	指浅屈肌
14	旋前方肌	29	掌长肌(和肌腱)
15	头静脉		

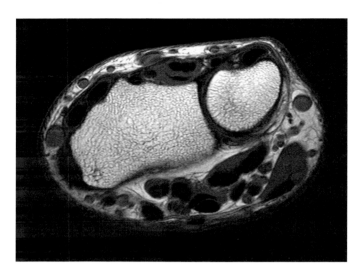

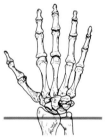

背侧

桡侧 ☐ 尺侧

掌侧

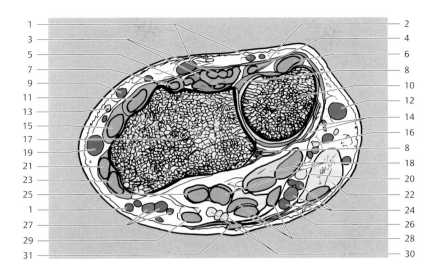

1	皮下静脉	17	桡骨
2	伸肌支持带	18	指深屈肌(和肌腱)
3	指伸肌(和肌腱)	19	头静脉
4	小指伸肌(肌腱)	20	尺神经
5	示指伸肌(肌腱)	21	拇短伸肌(肌腱)
6	尺侧腕伸肌(肌腱)	22	尺侧腕屈肌
7	拇长伸肌(肌腱)	23	拇长展肌(肌腱)
8	关节囊	24	尺动脉与静脉
9	副头静脉	25	拇长屈肌(肌腱)
10	尺骨	26	前臂筋膜
11	桡侧腕短伸肌(肌腱)	27	桡动脉与静脉
12	贵要静脉	28	指浅屈肌(和肌腱)
13	桡神经(浅支)	29	桡侧腕屈肌(肌腱)
14	尺腕掌侧韧带	30	正中神经
15	桡侧腕长伸肌(肌腱)	31	掌长肌(肌腱)
16	尺神经(手背支)		

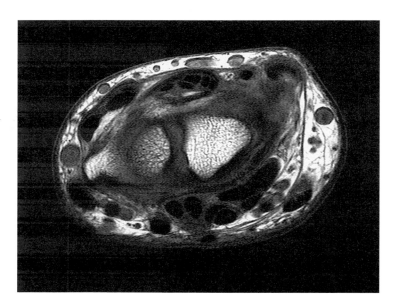

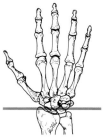

背侧

桡侧 □ 尺侧

掌侧

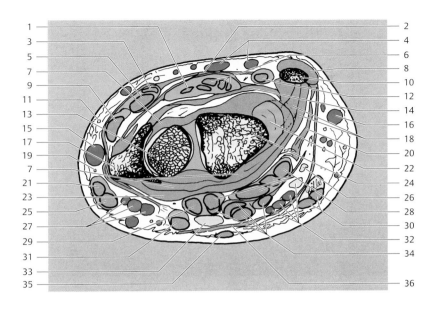

1 示指伸肌(肌腱)	19 桡神经(浅支)
2 伸肌支持带	20 腕关节尺侧副韧带
3 拇长伸肌(肌腱)	21 拇短伸肌(肌腱)
4 皮下静脉	22 三角纤维软骨
5 桡侧腕短伸肌(肌腱)	23 桡腕掌侧韧带
6 指伸肌(肌腱)	24 月骨
7 关节囊	25 拇长展肌(肌腱)
8 尺侧腕伸肌(肌腱)	26 尺神经(手背支)
9 桡侧腕长伸肌(肌腱)	27 桡动脉与静脉
10 尺骨茎突	28 指深屈肌(肌腱)
11 前臂后皮神经(桡神经)	29 拇长屈肌(肌腱)
12 小指伸肌(肌腱)	30 尺侧腕屈肌(和肌腱)
13 舟骨	31 桡侧腕屈肌(肌腱)
14 桡腕背侧韧带	32 尺神经与尺动脉和静脉
15 头静脉	33 正中神经
16 贵要静脉	34 指浅屈肌(肌腱)
17 桡骨	35 掌长肌(肌腱)
18 尺腕掌侧韧带	36 屈肌支持带

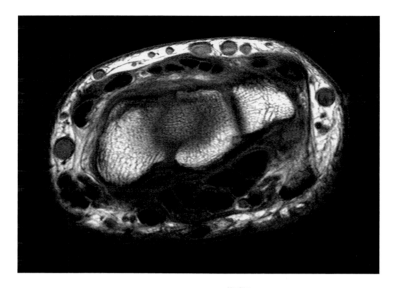

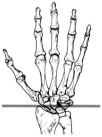

背侧

桡侧 □ 尺侧

掌侧

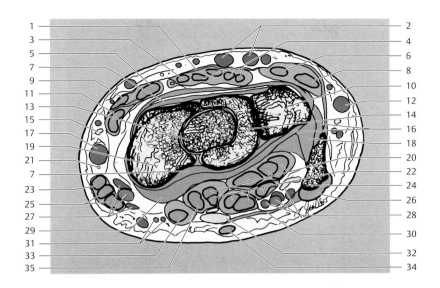

1	伸肌支持带
2	皮下静脉
3	示指伸肌(肌腱)
4	指伸肌(肌腱)
5	桡侧腕短伸肌(肌腱)
6	小指伸肌(肌腱)
7	关节囊
8	尺侧腕伸肌(肌腱)
9	拇长伸肌(肌腱)
10	三角骨
11	桡侧腕长伸肌(肌腱)
12	贵要静脉
13	头状骨
14	月骨
15	前臂后皮神经(桡神经)
16	尺腕掌侧韧带
17	头静脉
18	腕骨间掌侧韧带
19	舟骨
20	指深屈肌(肌腱)
21	桡神经(浅支)
22	指浅屈肌(肌腱)
23	拇短伸肌(肌腱)
24	豆骨
25	拇长展肌(肌腱)
26	尺侧腕屈肌(肌腱附着处)
27	桡动脉与静脉
28	尺神经与尺动脉和静脉
29	桡腕掌侧韧带
30	屈肌支持带
31	桡动脉掌浅支与静脉
32	正中神经
33	桡侧腕屈肌(肌腱)
34	掌长肌(肌腱)
35	拇长屈肌(肌腱)

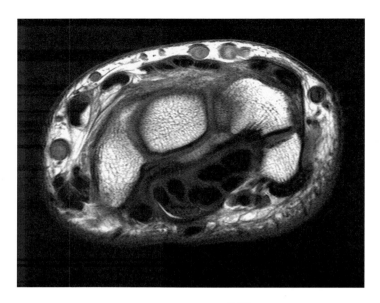

背侧

桡侧 ☐ 尺侧

掌侧

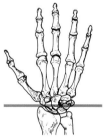

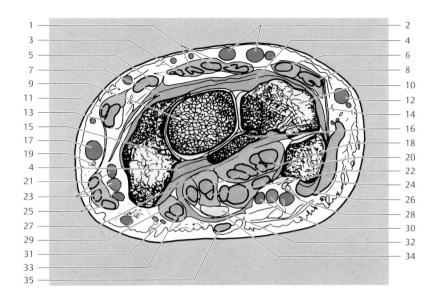

1	指伸肌(肌腱)
2	皮下静脉
3	示指伸肌(肌腱)
4	关节囊
5	桡侧腕短伸肌(肌腱)
6	小指伸肌(肌腱)
7	腕骨间背侧韧带
8	尺侧腕伸肌(肌腱)
9	头状骨
10	三角骨
11	拇长伸肌(肌腱)
12	贵要静脉
13	桡侧腕长伸肌(肌腱)
14	尺腕掌侧韧带
15	舟骨
16	月骨
17	头静脉
18	指深屈肌(肌腱)

19	桡神经(浅支)
20	豆骨
21	拇短伸肌(肌腱)
22	指浅屈肌(肌腱)
23	桡动脉与静脉
24	小指展肌
25	拇长展肌(肌腱)
26	尺侧腕屈肌(肌腱)
27	桡腕掌侧韧带
28	尺神经
29	拇长屈肌(肌腱)
30	尺动脉与静脉
31	桡动脉掌浅支与静脉
32	正中神经
33	桡侧腕屈肌(肌腱)
34	屈肌支持带
35	掌长肌(肌腱)

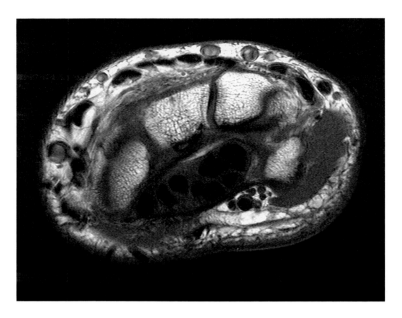

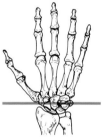

背侧

桡侧 □ 尺侧

掌侧

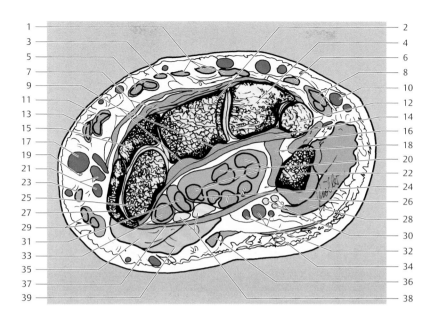

1	指伸肌(肌腱)	21	桡动脉与静脉
2	头状骨	22	豆骨
3	示指伸肌(肌腱)	23	拇短伸肌(肌腱)
4	钩骨	24	指浅屈肌(肌腱)
5	桡侧腕短伸肌(肌腱)	25	舟骨
6	小指伸肌(肌腱)	26	尺侧腕屈肌(肌腱)
7	腕骨间背侧韧带	27	大多角骨
8	尺侧腕伸肌(肌腱)	28	小指展肌
9	关节囊	29	拇长展肌(肌腱)
10	贵要静脉	30	尺神经
11	桡侧腕长伸肌(肌腱)	31	拇长屈肌(肌腱)
12	三角骨	32	尺动脉与静脉
13	拇长伸肌(肌腱)	33	桡侧腕屈肌(肌腱)
14	腕骨间掌侧韧带	34	掌短肌(肌腱)
15	小多角骨	35	拇指对掌肌
16	豆掌韧带	36	掌长肌(肌腱)
17	头静脉	37	屈肌支持带
18	豆钩韧带	38	正中神经
19	桡神经(浅支)	39	拇短展肌
20	指深屈肌(肌腱)		

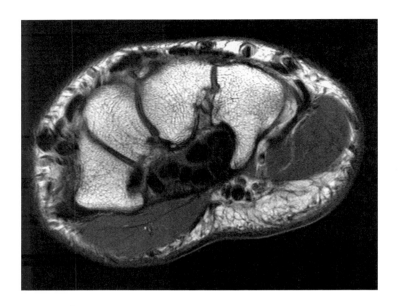

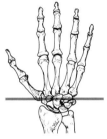

背侧

桡侧 $\square$ 尺侧

掌侧

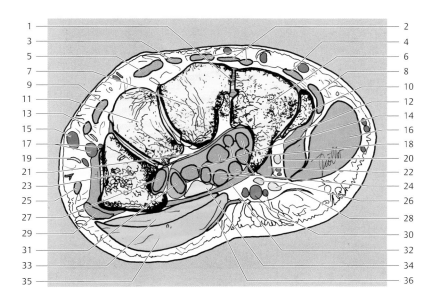

1	腕骨间关节
2	指伸肌(肌腱)
3	示指伸肌(肌腱)
4	小指伸肌(肌腱)
5	桡侧腕短伸肌(肌腱)
6	钩骨
7	头状骨
8	尺侧腕伸肌(肌腱)
9	桡侧腕长伸肌(肌腱)
10	第5掌骨(基底部)
11	小多角骨
12	豆掌韧带
13	拇长伸肌(肌腱)
14	指深屈肌(肌腱)
15	头静脉
16	小指展肌
17	桡动脉与静脉
18	钩骨钩
19	桡神经(浅支)
20	尺神经(深支)
21	腕骨间掌侧韧带
22	小指屈肌
23	大多角骨
24	指浅屈肌(肌腱)
25	拇短伸肌(肌腱)
26	尺神经
27	桡侧腕屈肌(肌腱)
28	掌短肌
29	拇长屈肌(肌腱)
30	尺动脉与静脉
31	拇长展肌(肌腱)
32	屈肌支持带
33	拇指对掌肌
34	正中神经
35	拇短展肌
36	掌腱膜

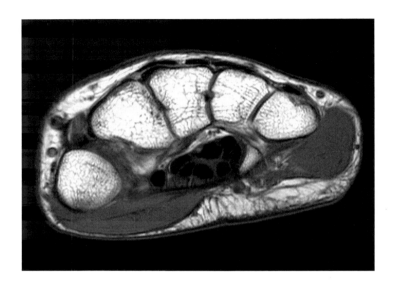

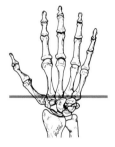

背侧

桡侧 ☐ 尺侧

掌侧

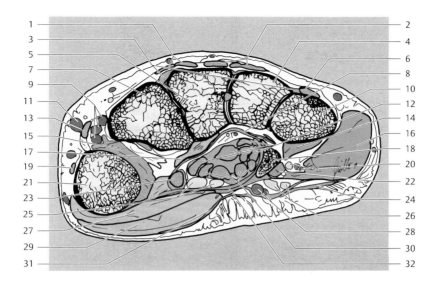

1	示指伸肌(肌腱)	18	钩骨(钩)
2	指伸肌(肌腱)	19	拇短伸肌(肌腱)
3	掌骨背侧韧带	20	尺神经(深支)与尺动脉和
4	第4掌骨(基底部)		静脉
5	第3掌骨(基底部)	21	第1掌骨(基底部)
6	小指伸肌(肌腱)	22	小指屈肌
7	第2掌骨(基底部)	23	拇长屈肌(肌腱)
8	腕骨间掌侧韧带	24	掌短肌
9	桡动脉与静脉	25	正中神经
10	第5掌骨(基底部)	26	尺神经
11	头静脉	27	拇指对掌肌
12	指深屈肌(肌腱)	28	尺动脉与静脉
13	拇长伸肌(肌腱)	29	拇短展肌
14	小指对掌肌	30	指浅屈肌(肌腱)
15	关节囊	31	掌腱膜
16	小指展肌	32	屈肌支持带
17	拇收肌(斜头)		

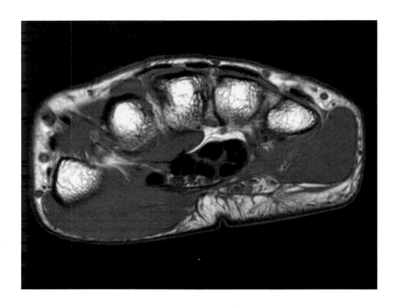

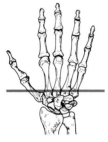

背側

桡侧 ☐ 尺侧

掌侧

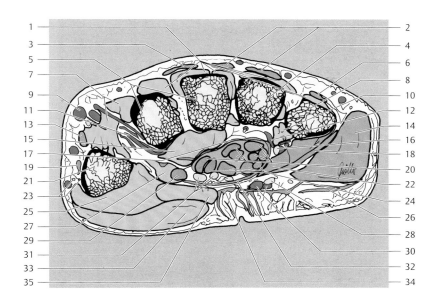

1	骨间背侧肌	19	拇短伸肌(肌腱)
2	指伸肌(肌腱)	20	指深屈肌(肌腱)
3	示指伸肌(肌腱)	21	第1掌骨(头)
4	第4掌骨(基底部)	22	小指对掌肌
5	第2、3掌骨(基底部)	23	拇指背侧神经与动脉
6	小指伸肌(肌腱)	24	指浅屈肌(肌腱)
7	第1骨间背侧肌	25	拇指对掌肌
8	第5掌骨	26	掌短肌
9	头静脉	27	拇短屈肌(深头)
10	骨间掌侧肌	28	尺神经
11	掌深弓(自桡动脉)	29	拇长屈肌(肌腱)
12	掌深弓(自尺深动脉)	30	尺动脉与静脉
13	拇长伸肌(肌腱)	31	正中神经
14	小指展肌	32	屈肌支持带
15	拇收肌(斜头)	33	拇短展肌
16	尺神经(深支)	34	掌腱膜
17	腕骨间掌侧韧带	35	拇短屈肌(浅头)
18	小指屈肌		

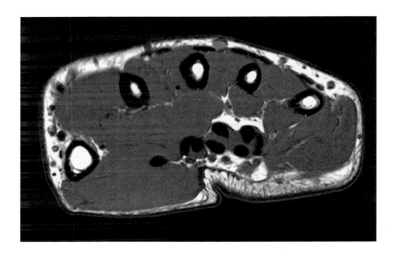

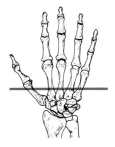

背側

桡侧 □ 尺侧

掌側

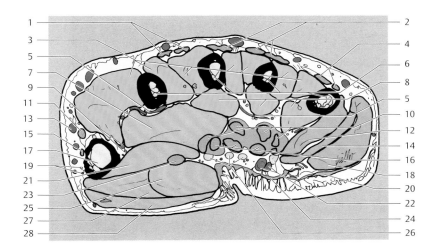

1	示指伸肌(肌腱)	15	拇短伸肌(肌腱)
2	指伸肌(肌腱)	16	指浅屈肌(肌腱)
3	骨间背侧肌	17	第1掌骨(干)
4	小指伸肌(肌腱)	18	小指展肌
5	掌深弓	19	拇指背动脉与神经
6	第2~5掌骨(干)	20	掌短肌
7	拇收肌(斜头)	21	拇短屈肌(深头)
8	骨间掌侧肌	22	尺神经与尺动脉和静脉
9	拇主动脉与指掌侧固有神经	23	拇长屈肌(肌腱)
10	指深屈肌(肌腱)	24	掌腱膜
11	拇长伸肌(肌腱)	25	拇短屈肌(浅头)
12	小指对掌肌	26	正中神经
13	头静脉(拇指)	27	拇指对掌肌
14	小指短屈肌	28	拇短展肌

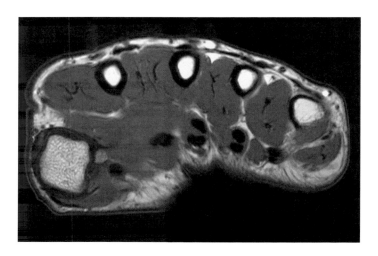

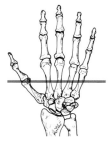

背侧

桡侧 □ 尺侧

掌侧

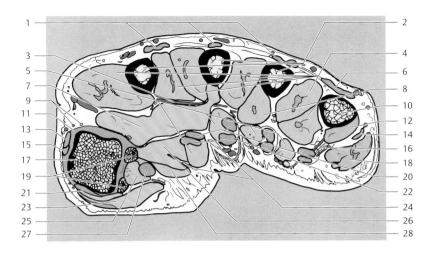

1	指伸肌(肌腱)
2	第2~4掌骨(干)
3	掌深弓
4	骨间背侧肌
5	蚓状肌
6	小指伸肌(肌腱)
7	拇收肌(横头)
8	骨间掌侧肌
9	指固有神经背侧支与动脉
10	第5掌骨(头)
11	副韧带
12	小指对掌肌
13	拇短伸肌(肌腱)
14	小指短屈肌(和肌腱)
15	拇短伸肌(肌腱)
16	尺神经(浅支)
17	第1掌骨(头)
18	小指展肌
19	籽骨
20	指深屈肌(肌腱)
21	拇指对掌肌 (和肌腱附着处)
22	指浅屈肌(肌腱)
23	拇短展肌
24	正中神经指掌侧总神经
25	拇短屈肌(浅头)
26	拇收肌(斜头)
27	拇长屈肌(肌腱)
28	拇短屈肌(深头)

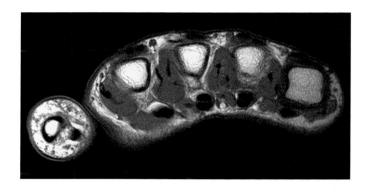

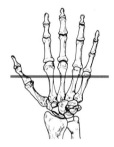

背侧

桡侧 ☐ 尺侧

掌侧

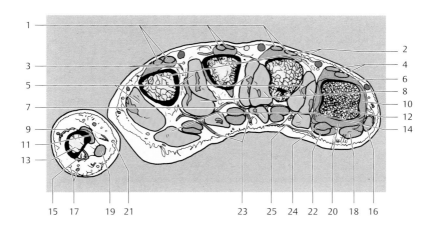

1	指伸肌(肌腱)
2	第2~4掌骨(干)
3	指背动脉与神经
4	小指伸肌(肌腱)
5	骨间背侧肌
6	伸指肌腱扩张部
7	掌骨深横韧带
8	骨间掌侧肌
9	拇指伸肌(腱膜)
10	副韧带
11	拇收肌(肌腱附着处)
12	第5掌骨(头)
13	第1近节指骨
14	蚓状肌

15	拇短屈肌与拇短展肌(肌腱附着处)
16	小指展肌
17	拇指背神经与动脉
18	小指短屈肌
19	拇长屈肌(肌腱)
20	掌侧韧带
21	(拇指) 指掌侧固有动脉与神经
22	指浅屈肌(肌腱)
23	指掌侧固有动脉与神经
24	指深屈肌(肌腱)
25	掌腱膜纵束

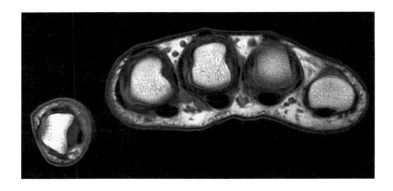

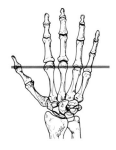

背侧
桡侧 ☐ 尺侧
掌侧

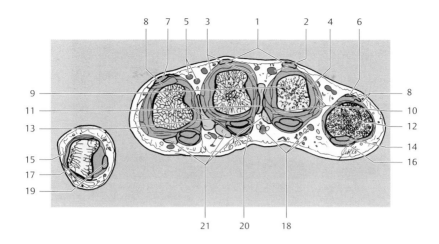

1	指伸肌(肌腱)	11	骨间肌
2	指背静脉	12	第5近节指骨(基底部)
3	矢状韧带	13	掌侧韧带
4	副韧带	14	指深屈肌(肌腱)
5	指背动脉、静脉与神经	15	拇指伸肌(腱膜)
6	小指伸肌(肌腱)	16	指浅屈肌(肌腱)
7	示指伸肌(肌腱)	17	第1近节指骨
8	伸指肌腱扩张部 (指背腱膜)	18	指掌侧固有动脉与神经
9	掌骨(干)	19	拇长屈肌(肌腱)
10	骨间肌(肌腱)	20	环状韧带
		21	蚓状肌

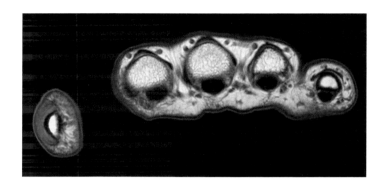

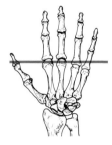

背侧

桡侧 尺侧

掌侧

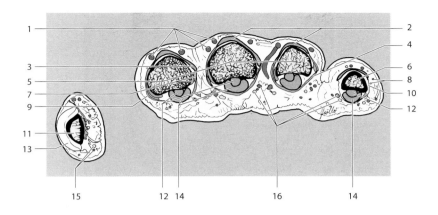

1	指背静脉	10 副韧带
2	指伸肌(腱膜)	11 拇指远节指骨
3	外侧束	12 指深屈肌(肌腱)
4	环状韧带	13 指甲
5	第2~4近节指骨(基底部)	14 指浅屈肌(肌腱)
6	第5近节指骨(干)	15 (拇指)指掌侧固有动脉与神经
7	骨间肌(肌腱)	
8	指背动脉与神经	16 指掌侧固有动脉与神经
9	矢状韧带	

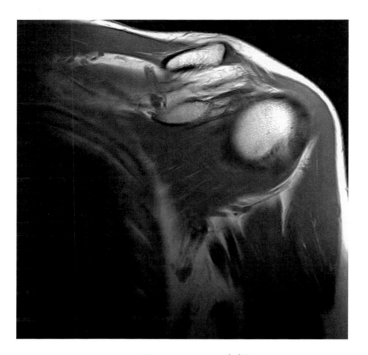

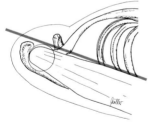

头侧

内侧 □ 外侧

尾侧

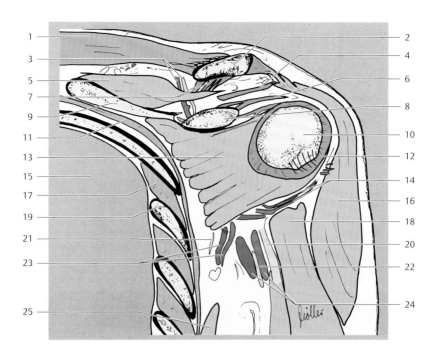

1	斜方肌	13	肩胛下肌
2	锁骨	14	旋肱前动脉与静脉
3	肩胛上动脉(和静脉)与神经	15	肺
4	喙肩韧带	16	三角肌
5	冈上肌	17	肋间肌
6	喙肱韧带	18	喙肱肌
7	喙锁韧带	19	肋骨
8	喙突	20	桡神经
9	肩胛骨(上缘)	21	胸背神经
10	肱骨(头)	22	正中神经
11	前锯肌	23	肩胛下动脉与静脉
12	关节囊	24	肱动脉与静脉
		25	背阔肌

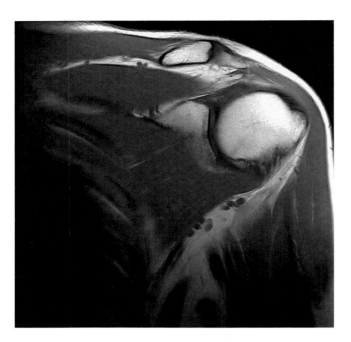

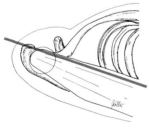

头侧

内侧 □ 外侧

尾侧

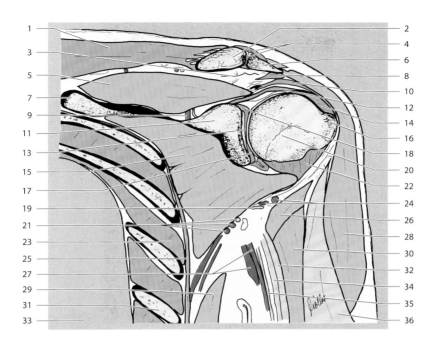

1	斜方肌	19	腋神经
2	锁骨	20	肱骨（头）
3	肩峰下囊	21	肩胛下动脉、静脉与神经
4	肩锁关节与肩锁韧带	22	盂肱韧带
5	冈上肌	23	肋间肌
6	肩峰	24	旋肱后动脉与静脉
7	肩胛骨	25	前锯肌
8	喙肩韧带	26	大圆肌
9	肩胛上动脉（和静脉）与神经	27	腋动脉与静脉
10	喙肱韧带	28	三角肌
11	关节盂	29	背阔肌
12	肱二头肌（长头，肌腱）	30	喙肱肌
13	盂肱关节	31	肋骨
14	冈上肌（肌腱附着处）	32	桡神经
15	肩胛下肌	33	肺
16	大结节	34	正中神经
17	盂唇（下缘）	35	尺神经
18	盂唇（上缘）	36	肱二头肌（长头）

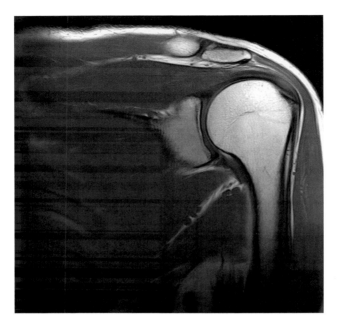

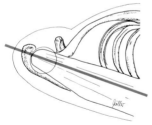

头侧

内侧 ☐ 外侧

尾侧

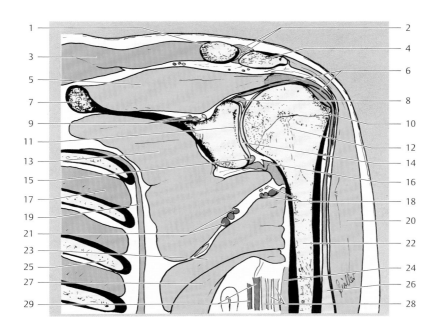

1	锁骨	16	腋窝
2	肩锁关节与肩锁韧带	17	肋间肌
3	斜方肌	18	旋肱后动脉、静脉与腋神经
4	肩峰	19	前锯肌
5	冈上肌	20	三角肌
6	肱二头肌(长头,肌腱)	21	肩胛下动脉与静脉
7	肩胛骨	22	肱骨(干)
8	盂唇(上缘)	23	大圆肌
9	肩胛上动脉、静脉与神经	24	喙肱肌
10	大结节	25	肋骨
11	关节盂	26	肱二头肌(长头)
12	肱骨头	27	背阔肌
13	肩胛下肌	28	尺神经、正中神经与桡神经
14	盂肱关节	29	肱动脉与静脉
15	盂唇(下缘)		

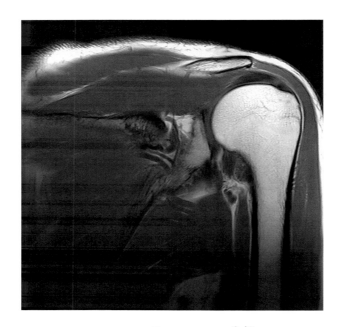

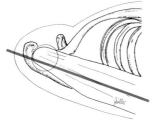

头侧

内侧 ☐ 外侧

尾侧

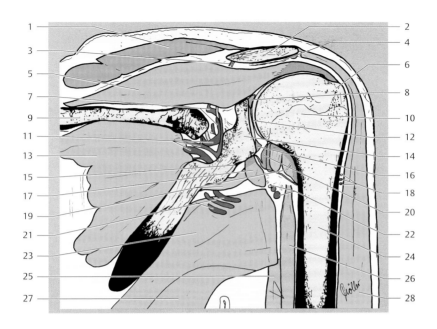

1	斜方肌
2	肩峰
3	肩胛上动脉与静脉（肩峰支）
4	肩峰下囊
5	冈上肌
6	小结节
7	肩胛上动脉、静脉与神经
8	盂唇（上缘）
9	肩胛骨
10	肱骨（头）
11	旋肩胛动脉与静脉
12	盂肱关节
13	冈下肌
14	关节盂
15	肩胛颈
16	盂唇（下缘）
17	肱三头肌（长头，肌腱附着处）
18	旋肱后动脉、静脉与腋神经（肌支）
19	小圆肌
20	腋窝
21	肩胛下动脉与静脉
22	旋肱后动脉、静脉与腋神经
23	大圆肌
24	肱骨（干）
25	肱三头肌（长头）
26	肱三头肌（外侧头）
27	背阔肌
28	三角肌

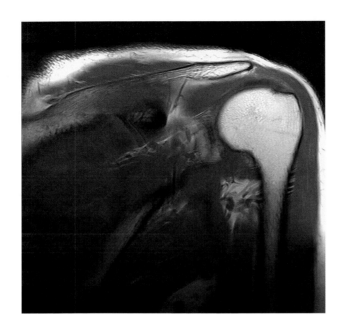

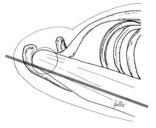

头侧

内侧 ☐ 外侧

尾侧

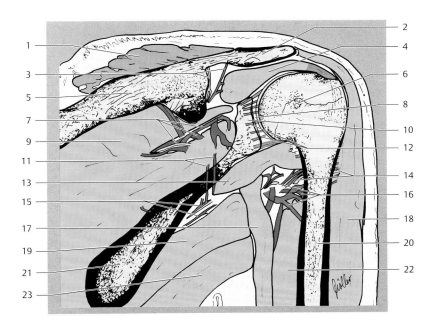

1	斜方肌
2	肩峰
3	肩胛上动脉、静脉与神经（肩峰支）
4	冈上肌
5	肩胛冈
6	肱骨(头)
7	肩胛动脉、静脉与神经
8	盂肱关节
9	冈下肌
10	盂唇
11	旋肩胛动脉与静脉
12	关节囊
13	小圆肌
14	旋肱后动脉、静脉与腋神经（肌支）
15	肩胛下动脉与静脉
16	旋肱后动脉、静脉与腋神经
17	肱三头肌(长头)
18	三角肌
19	大圆肌
20	肱骨(干)
21	肩胛骨
22	肱三头肌(外侧头)
23	背阔肌

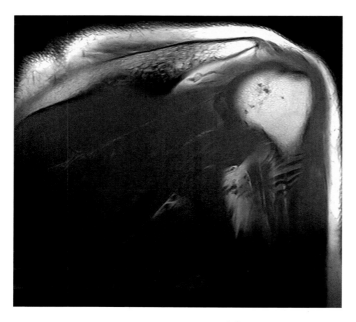

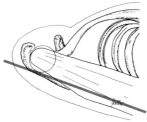

头侧

内侧 □ 外侧

尾侧

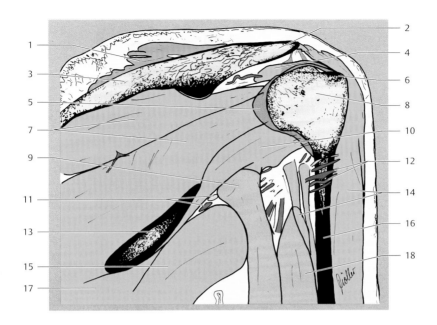

1 斜方肌	11 肩胛下动脉（和静脉）与神经
2 肩峰	12 旋肱后动脉、静脉与腋神经
3 肩胛冈	13 肩胛骨
4 冈上肌	14 三角肌
5 关节囊	15 大圆肌
6 小结节	16 肱骨（干）
7 冈下肌	17 背阔肌
8 肱骨（头）	18 肱三头肌（外侧头）
9 肱三头肌（长头）	
10 小圆肌	

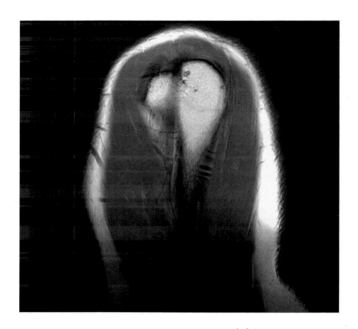

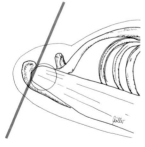

头侧

腹侧 □ 背侧

尾侧

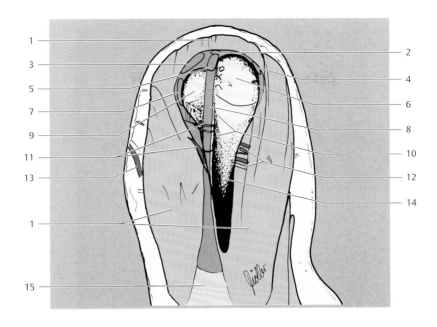

1	三角肌(肩峰部)	9	小结节
2	冈上肌(肌腱)	10	大结节嵴
3	盂肱上韧带	11	旋肱前动脉与静脉
4	冈下肌(肌腱)	12	旋肱后动脉、静脉与腋神经
5	结节间沟(肱二头肌沟)		（分支）
6	大结节	13	头静脉
7	盂肱中韧带	14	肱骨(干)
8	肱二头肌(长头,肌腱)	15	肱二头肌(长头)

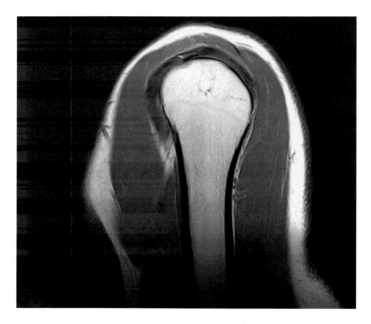

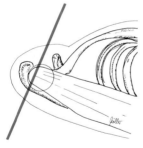

头侧

腹侧 □ 背侧

尾侧

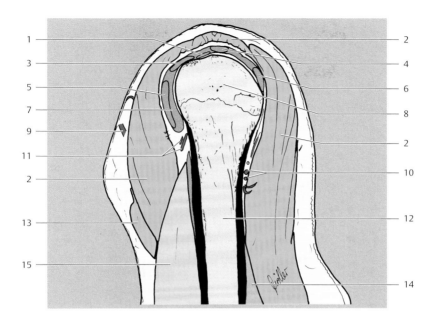

1	肱二头肌(长头,肌腱)	9	头静脉
2	三角肌(肩峰部)	10	旋肱后动脉与静脉
3	盂肱上韧带	11	旋肱前动脉与静脉
4	冈上肌(肌腱)	12	肱骨(干)
5	盂肱中韧带	13	胸大肌
6	冈下肌(肌腱)	14	肱三头肌(内侧头)
7	关节囊	15	肱二头肌(长头)
8	肱骨(头)		

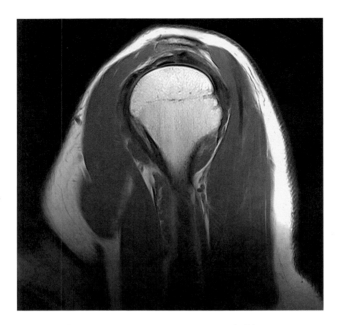

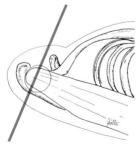

头侧

腹侧 □ 背侧

尾侧

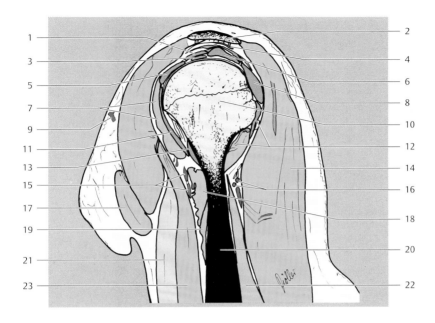

1	肱横韧带
2	肩峰
3	肱二头肌(长头，肌腱)
4	三角肌下囊
5	盂肱上韧带
6	冈上肌(肌腱)
7	肩胛下肌
8	冈下肌(肌腱)
9	头静脉
10	肱骨(头)
11	盂肱中韧带
12	小圆肌(和肌腱附着处)
13	盂肱下韧带
14	三角肌(肩峰部)
15	旋肱前动脉与静脉
16	旋肱后动脉与静脉
17	胸大肌
18	背阔肌
19	大圆肌
20	肱骨(干)
21	肱二头肌(长头)
22	肱三头肌(内侧头)
23	喙肱肌

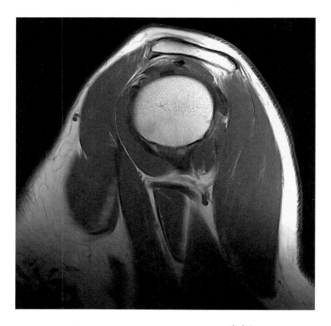

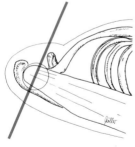

头侧

腹侧 □ 背侧

尾侧

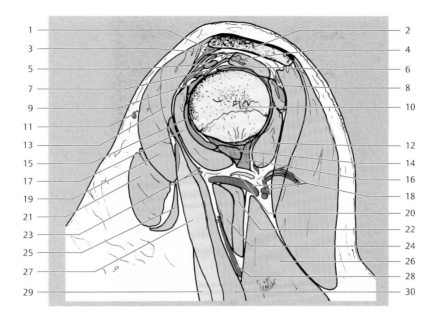

1	喙肩韧带	16	大圆肌(肌腱)
2	肩峰	17	肩胛下肌
3	肩峰下囊	18	旋肱后动脉、静脉与肌支
4	冈上肌(和肌腱)	19	三角肌(锁骨部)
5	喙肱韧带	20	腋神经
6	肱二头肌(长头,肌腱)	21	胸大肌
7	肱横韧带	22	大圆肌
8	冈下肌(和肌腱)	23	旋肱前动脉与静脉
9	盂肱上韧带	24	背阔肌
10	肱骨(头)	25	胸小肌
11	头静脉	26	肱三头肌(长头)
12	小圆肌	27	肱二头肌(短头和肌腱)
13	三角肌(肩峰部)	28	贵要静脉
14	盂肱下韧带	29	肱二头肌(长头)
15	盂肱中韧带	30	喙肱肌

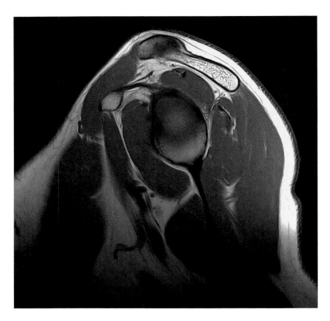

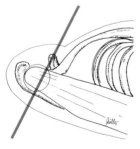

头侧

腹侧 □ 背侧

尾侧

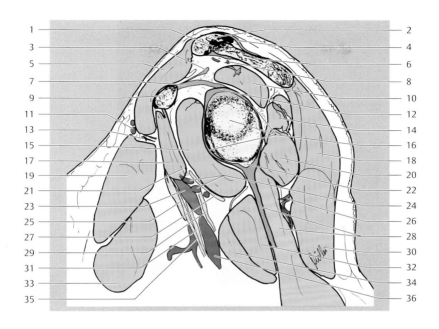

1	肩锁关节	19	胸大肌
2	锁骨	20	小圆肌
3	喙肩韧带	21	肌皮神经
4	肩锁韧带	22	盂下粗隆
5	三角肌(锁骨部)	23	肱动脉
6	肩峰	24	旋肱后动脉与静脉
7	喙肱韧带	25	肱二头肌(短头)
8	胸肩峰动脉(肩峰支)	26	旋肱后动脉与静脉(肌支)
9	喙突	27	腋神经
10	冈上肌(和肌腱)	28	肱三头肌(长头和肌腱)
11	头静脉	29	桡神经
12	肱二头肌(长头,肌腱附着处)	30	三角肌(脊柱部)
13	胸肩峰动脉(三角肌支)	31	尺神经
14	冈下肌(和肌腱)	32	大圆肌
15	肩胛下肌	33	胸小肌
16	肩关节与关节囊	34	背阔肌
17	喙肱肌	35	正中神经
18	三角肌(肩峰部)	36	肱静脉

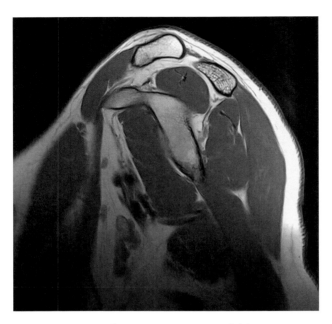

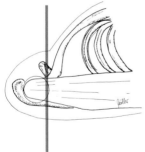

头侧

腹侧 ☐ 背侧

尾侧

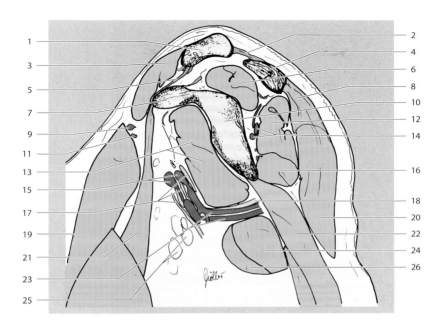

1	锁骨	14	旋肩胛动脉与静脉
2	斜方肌	15	腋动脉与静脉
3	三角肌(锁骨部)	16	小圆肌
4	肩峰	17	臂丛
5	喙肩韧带	18	腋神经
6	冈上肌	19	胸大肌
7	喙突	20	三角肌(脊柱部)
8	三角肌(肩峰部)	21	胸小肌
9	头静脉	22	肱三头肌(长头和肌腱)
10	肩胛骨	23	旋肱后动脉与静脉
11	胸肩峰动脉(胸肌支)	24	大圆肌
12	冈下肌(和肌腱)	25	腋淋巴结
13	肩胛下肌	26	背阔肌

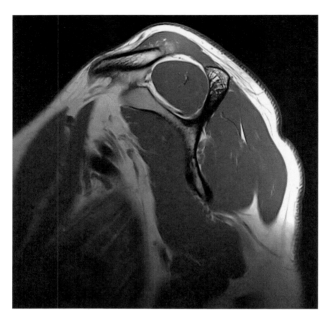

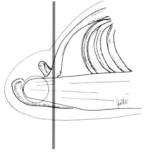

头侧

腹侧 □ 背侧

尾侧

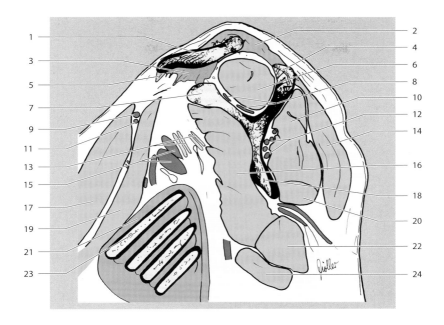

1	锁骨	13	臂丛
2	斜方肌	14	三角肌(脊柱部)
3	喙锁韧带	15	腋动脉与静脉
4	肩峰	16	肩胛下肌
5	三角肌(锁骨部)	17	胸大肌
6	冈上肌	18	肩胛骨(体部)
7	肩胛冈	19	胸小肌
8	肩胛上动脉与静脉	20	小圆肌
9	头静脉	21	前锯肌
10	冈下肌	22	大圆肌
11	胸肩峰动脉(胸肌支)	23	肋骨
12	旋肩胛动脉与静脉	24	背阔肌

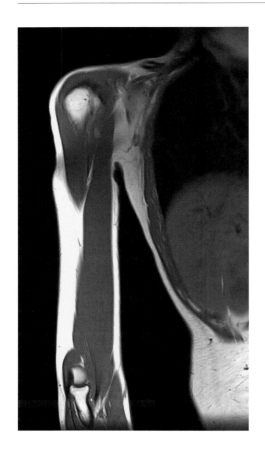

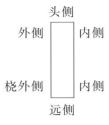

头侧

外侧 内侧

桡外侧 内侧

远侧

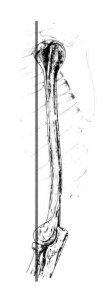

1	锁骨
2	锁骨下静脉
3	喙突
4	颈内静脉
5	肱二头肌(长头,肌腱)
6	锁骨下肌

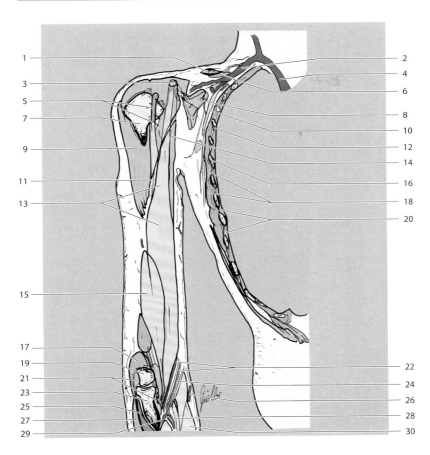

7	肱骨(头、颈)
8	胸小肌
9	三角肌
10	胸长神经
11	胸大肌(肌腱)
12	肋间动脉、静脉与神经
13	肱二头肌(短头)
14	喙肱肌
15	肱肌
16	肋骨
17	肱桡肌
18	前锯肌

19	肱骨(小头)
20	肋间肌
21	旋后肌
22	肱动脉与静脉
23	桡骨(头)
24	正中神经
25	指伸肌
26	头静脉
27	桡侧腕短伸肌
28	尺动脉
29	桡动脉
30	旋前圆肌

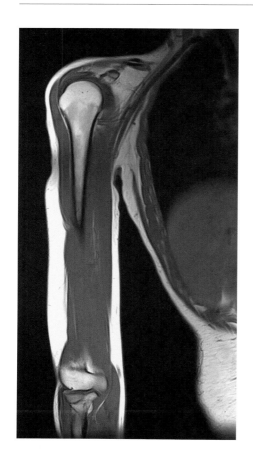

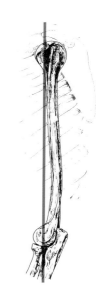

1　　锁骨	8　　锁骨下肌
2　　斜角肌	9　　肱二头肌(长头,肌腱)
3　　斜方肌	10　　喙锁韧带
4　　锁骨下动脉	11　　肱骨(头)
5　　冈上肌(肌腱)	12　　喙突
6　　锁骨下静脉	13　　大结节
7　　喙肱韧带	14　　正中神经
	15　　旋肱前动脉与静脉

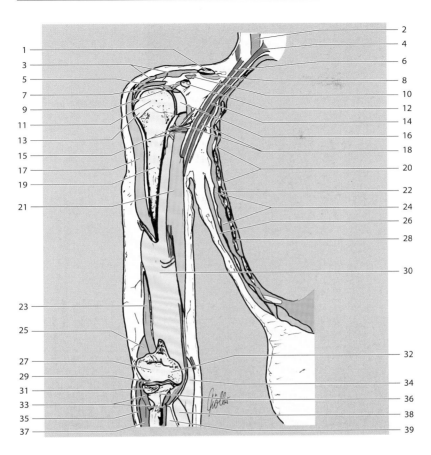

16 关节盂	28 肋间动脉、静脉与神经
17 三角肌	29 肱桡关节
18 腋动脉与静脉	30 肱肌
19 肱骨(干)	31 桡骨(头)
20 肋间肌	32 肱骨(滑车)
21 喙肱肌	33 旋后肌
22 肋骨	34 旋前圆肌
23 肱桡肌	35 尺侧腕伸肌
24 前锯肌	36 尺骨
25 桡侧腕长伸肌	37 指伸肌
26 背阔肌	38 桡侧腕屈肌
27 肱骨(小头)	39 指浅屈肌

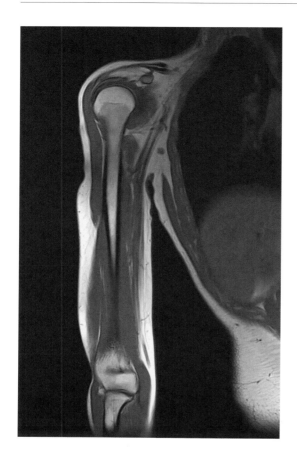

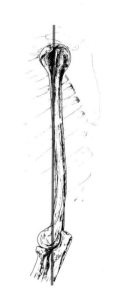

1	斜角肌	8	喙锁韧带
2	臂丛	9	肱二头肌(长头,肌腱)
3	斜方肌	10	喙突
4	后索	11	肱骨(头)
5	肩峰	12	关节盂
6	锁骨	13	三角肌
7	冈上肌(肌腱)	14	肩胛下肌

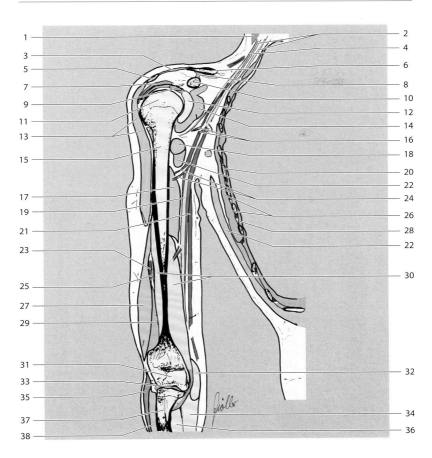

15	肱骨(干)	27	肱三头肌(外侧头)
16	旋肱前动脉与静脉	28	肋间肌
17	喙肱肌	29	肱桡肌
18	大圆肌	30	肱肌
19	正中神经	31	肱骨(滑车)
20	肋骨	32	旋前圆肌
21	贵要静脉	33	肱尺关节
22	背阔肌	34	桡侧腕屈肌
23	肱深动脉与静脉	35	尺侧腕伸肌
24	肋间动脉、静脉与神经	36	指浅屈肌
25	桡神经	37	尺骨
26	前锯肌	38	肘肌

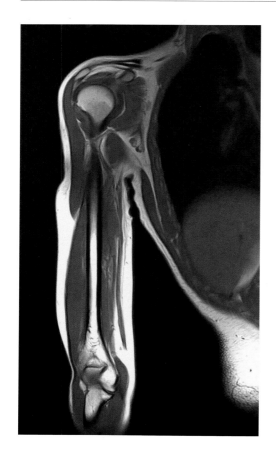

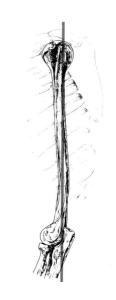

1　锁骨
2　斜角肌
3　斜方肌
4　锁骨下肌
5　喙锁韧带
6　前锯肌
7　肩峰
8　喙突
9　肱二头肌(长头,肌腱)
10　关节盂
11　冈上肌(肌腱)
12　肩胛下肌
13　肱骨(头)

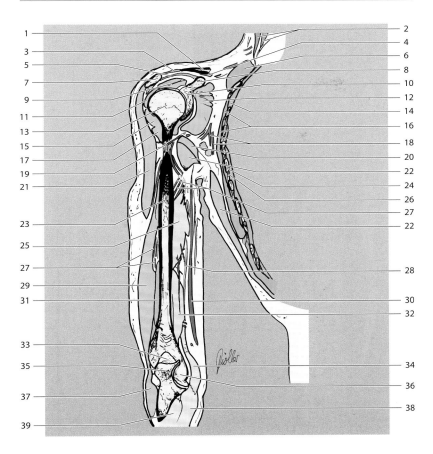

14	肋间肌	27	肱深动脉与静脉
15	冈下肌	28	尺神经
16	前锯肌	29	肱三头肌(外侧头)
17	小圆肌	30	贵要静脉
18	胸背动脉与静脉	31	肱桡肌
19	旋肱后动脉与静脉	32	肱肌
20	大圆肌	33	鹰嘴窝
21	三角肌	34	旋前圆肌
22	背阔肌	35	鹰嘴
23	肱骨(干)	36	肱骨内上髁
24	肋骨	37	肘肌
25	肱肌	38	指浅屈肌
26	肋间动脉、静脉与神经	39	指深屈肌

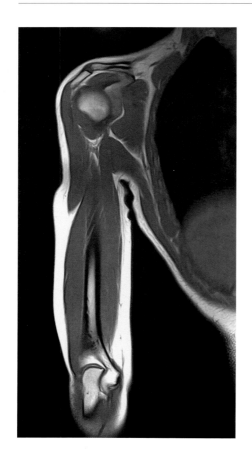

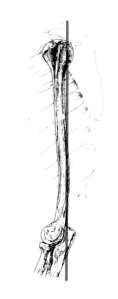

头侧
外侧 内侧
尺外侧 内侧
远侧

1	斜方肌
2	斜角肌
3	锁骨
4	肩胛下动脉与静脉
5	肩锁关节
6	前锯肌
7	肩峰
8	冈下肌
9	肱二头肌(长头,肌腱)
10	肋间肌
11	冈上肌(肌腱)
12	关节盂

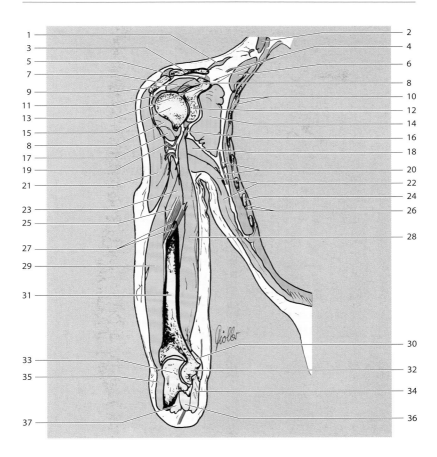

13	喙突	25	桡神经
14	肩胛下肌	26	肋间动脉、静脉与神经
15	肱骨(头)	27	肱深动脉与静脉
16	肱三头肌(长头,肌腱附着处)	28	肱三头肌(长头)
17	小圆肌	29	肱三头肌(外侧头)
18	大圆肌	30	旋前圆肌
19	旋肱后动脉与静脉	31	肱骨(干)
20	胸背动脉与静脉	32	肱骨内上髁
21	三角肌	33	鹰嘴
22	背阔肌	34	指浅屈肌
23	肱三头肌(内侧头)	35	肘肌
24	肋骨	36	尺侧腕屈肌
		37	指深屈肌

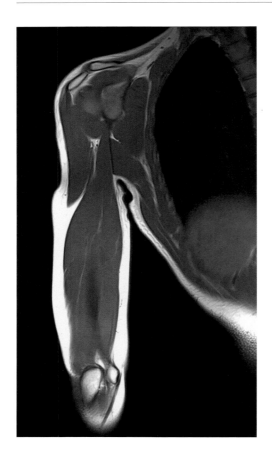

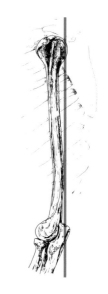

头侧

外侧 　　 内侧

尺外侧 　 内侧

远侧

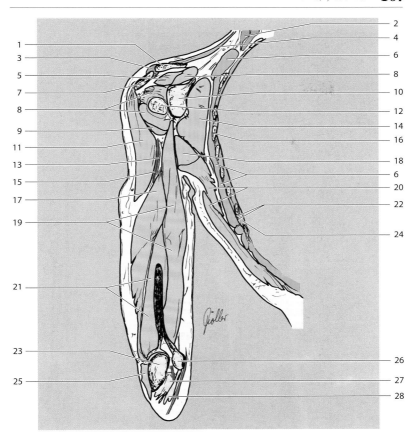

1	锁骨	15	肱深动脉与静脉
2	斜角肌	16	肋骨
3	肩锁关节	17	肱三头肌(外侧头)
4	斜方肌	18	大圆肌
5	冈上肌	19	肱二头肌(长头)
6	前锯肌	20	背阔肌
7	肩峰	21	肱三头肌(内侧头)
8	冈下肌	22	肋间动脉、静脉与神经
9	小圆肌	23	鹰嘴
10	关节盂	24	肋间肌
11	三角肌	25	肘肌
12	肱骨(头)	26	肱骨内上髁
13	桡神经	27	指深屈肌
14	肩胛下肌	28	尺侧腕屈肌

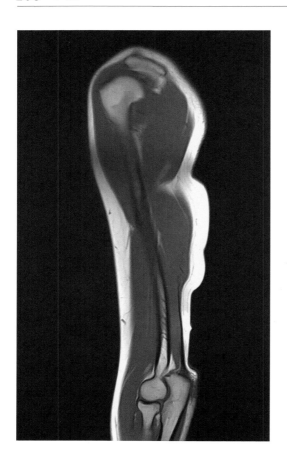

近侧/
头侧
腹侧 □ 背侧
远侧

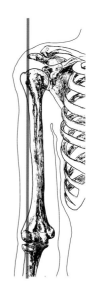

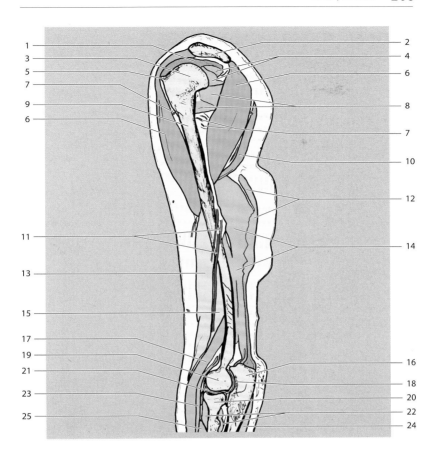

1	冈上肌(肌腱)
2	肩峰
3	肱骨(头)
4	冈下肌
5	大结节
6	三角肌(肩峰部)
7	旋肱后动脉与静脉
8	小圆肌
9	肱骨(干)
10	三角肌
11	肱深动脉与静脉
12	肱三头肌(长头)
13	肱二头肌(长头)

14	肱三头肌(外侧头)
15	肱肌
16	鹰嘴
17	肱桡肌
18	肱尺关节
19	肱骨(小头)
20	桡骨(头)
21	肱桡关节
22	旋后肌
23	桡侧腕伸肌
24	肘肌
25	桡侧腕短伸肌

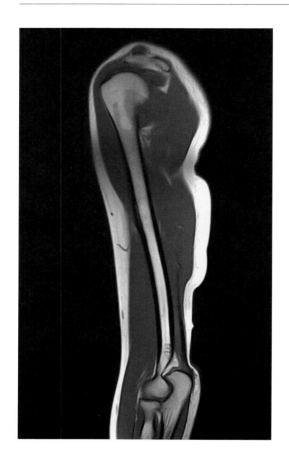

近侧/
头侧

腹侧 ☐ 背侧

远侧

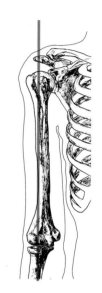

1   锁骨
2   肩锁韧带
3   肩峰
4   冈下肌

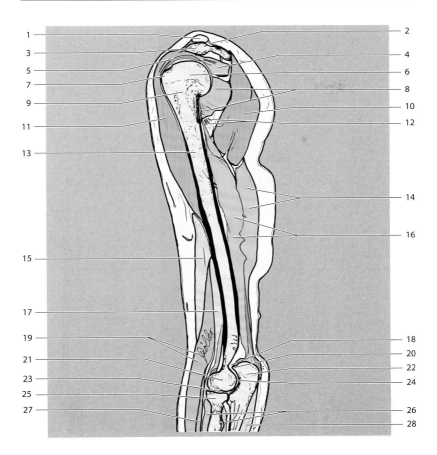

5	冈上肌（肌腱）	17	肱肌
6	肱骨（头）	18	鹰嘴窝
7	肱骨（大结节）	19	肱桡肌
8	小圆肌	20	喙突
9	肱骨（颈）	21	肱骨（小头）
10	三角肌（肩峰部）	22	鹰嘴
11	三角肌	23	肱桡关节
12	旋肱后动脉与静脉	24	肱尺关节
13	肱骨（干）	25	桡骨（头）
14	肱三头肌（长头）	26	旋后肌
15	肱二头肌（长头）	27	桡侧腕伸肌
16	肱三头肌（外侧头）	28	指深屈肌

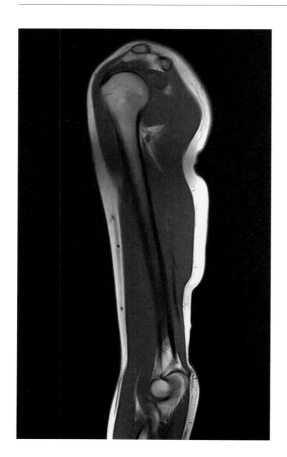

近侧/
头侧

腹侧 □ 背侧

远侧

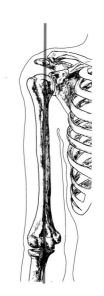

1	锁骨
2	肩锁韧带
3	冈上肌(和肌腱)
4	肩峰
5	肱骨(大结节)

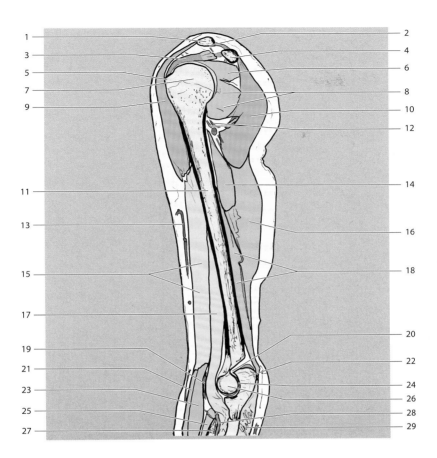

6	冈下肌
7	肱骨(头)
8	小圆肌
9	三角肌
10	三角肌(肩峰部)
11	肱骨(干)
12	旋肱后动脉与静脉
13	头静脉
14	肱三头肌(外侧头)
15	肱二头肌(长头)
16	肱三头肌(长头)
17	肱肌
18	肱三头肌(内侧头)
19	桡神经
20	鹰嘴窝
21	肱桡肌
22	鹰嘴
23	桡侧腕伸肌
24	肱尺关节
25	旋后肌
26	肱骨(小头)
27	桡骨(干)
28	肱二头肌(肌腱)
29	指深屈肌

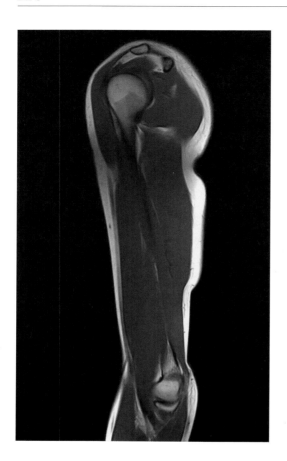

近侧/
头侧

腹侧 〔 〕 背侧

远侧

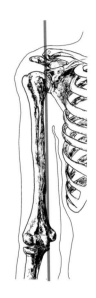

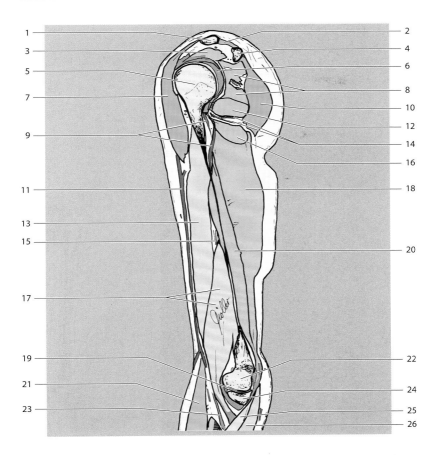

1	锁骨
2	斜方肌
3	冈上肌(和肌腱)
4	肩峰
5	肱骨(头)
6	关节囊
7	三角肌
8	冈下肌
9	旋肱后动脉与静脉
10	三角肌(肩峰部)
11	头静脉
12	小圆肌
13	肱二头肌(长头)
14	旋肱后动脉、静脉与肌支
15	正中神经
16	大圆肌
17	肱肌
18	肱三头肌(长头)
19	肱尺关节
20	肱三头肌(内侧头)
21	肱桡肌
22	肱骨(滑车)
23	肱二头肌(肌腱)
24	尺骨
25	尺侧腕屈肌
26	指深屈肌

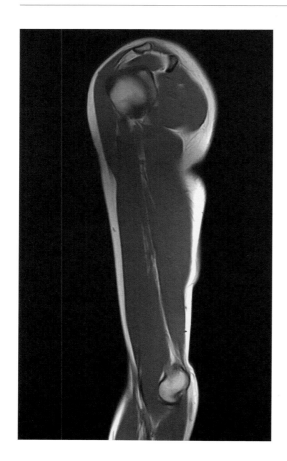

近侧/
头侧

腹侧 □ 背侧

远侧

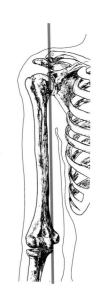

1　锁骨
2　斜方肌
3　冈上肌(和肌腱)
4　肩峰
5　关节囊
6　关节盂

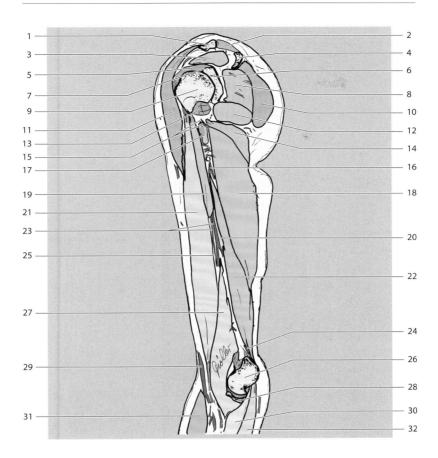

7	盂唇	20	尺神经
8	冈下肌	21	肱二头肌(长头)
9	肱骨(头)	22	肱三头肌(内侧头)
10	三角肌(肩峰部)	23	肱深动脉与静脉
11	三角肌	24	尺侧副动脉与静脉
12	小圆肌	25	正中神经
13	盂肱韧带	26	内上髁
14	大圆肌	27	肱肌
15	旋肱后动脉与静脉	28	鹰嘴
16	旋肱后动脉与静脉(肌支)	29	肘正中静脉
17	背阔肌(止点)	30	尺侧腕屈肌
18	肱三头肌(长头)	31	肱桡肌
19	喙肱肌	32	指深屈肌

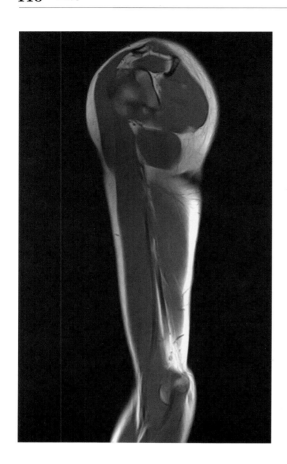

近侧/
头侧

腹侧 □ 背侧

远侧

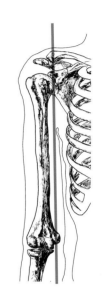

1　锁骨
2　斜方肌
3　喙锁韧带
4　肩峰
5　冈上肌
6　关节盂
7　关节囊

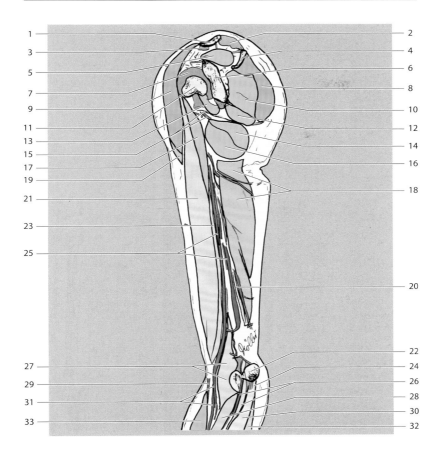

8	三角肌(肩峰部)
9	三角肌
10	冈下肌
11	肱骨(头)
12	小圆肌
13	肩胛下肌
14	大圆肌
15	旋肱后动脉与静脉
16	背阔肌
17	喙肱肌
18	肱三头肌(长头)
19	胸大肌
20	尺神经
21	肱二头肌(长头)
22	肱骨(滑车)
23	正中神经
24	屈肌总腱
25	肱动脉与静脉
26	尺神经、尺侧副动脉与静脉
27	肱肌
28	指浅屈肌
29	肘正中静脉
30	尺侧腕屈肌
31	尺动脉与静脉
32	指深屈肌
33	肱桡肌

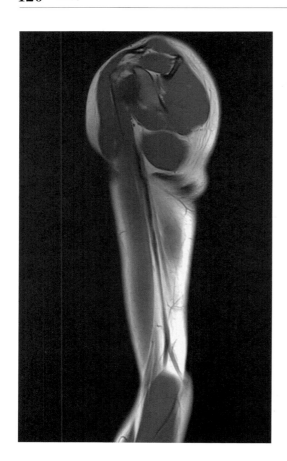

近侧/
头侧

腹侧 ☐ 背侧

远侧

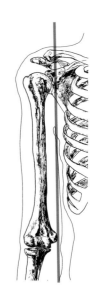

1	锁骨
2	斜方肌
3	喙突
4	冈上肌

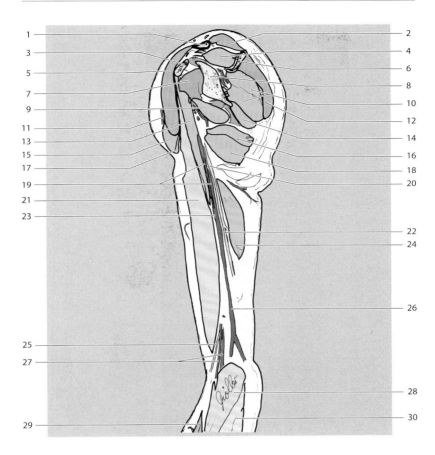

5	三角肌	18	背阔肌
6	肩峰	19	肱动脉与静脉
7	关节囊	20	桡神经
8	肩胛骨(颈)	21	肱二头肌(长头)
9	肩胛下肌	22	尺神经
10	冈下肌	23	正中神经
11	头静脉	24	肱三头肌(长头)
12	三角肌(肩峰部)	25	上臂内侧皮神经
13	喙肱肌	26	贵要静脉
14	小圆肌	27	尺动脉与静脉
15	胸大肌	28	肱肌
16	大圆肌	29	肱桡肌
17	胸小肌	30	尺侧腕屈肌

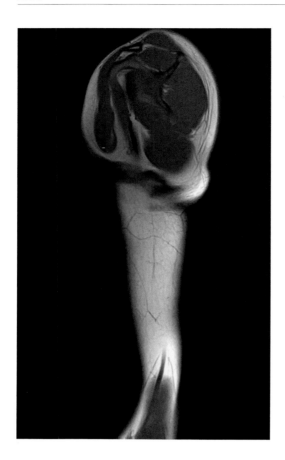

近侧/
头侧

腹侧 □ 背侧

远侧

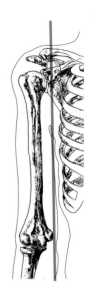

1　锁骨
2　斜方肌
3　喙锁韧带

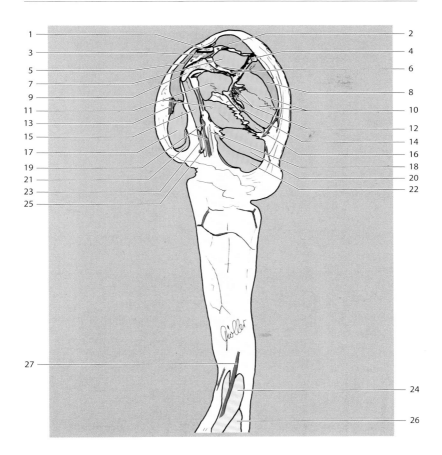

4	肩峰	16	小圆肌
5	三角肌	17	胸大肌
6	肩胛上动脉与静脉	18	桡神经
7	冈上肌	19	肱动脉与静脉
8	三角肌(肩峰部)	20	大圆肌
9	喙突	21	胸小肌
10	冈下肌	22	背阔肌
11	肩胛下肌	23	正中神经
12	旋肩胛动脉与静脉	24	旋前圆肌
13	头静脉	25	尺神经
14	肩胛骨	26	尺侧腕屈肌
15	喙肱肌	27	贵要静脉

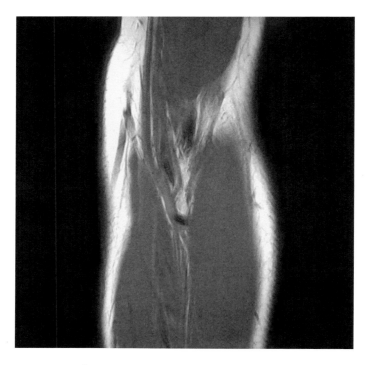

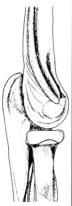

近侧
尺侧　桡侧
内侧　外侧
远侧

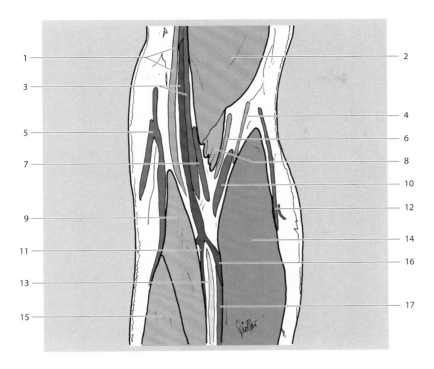

1	正中神经	10	头正中静脉
2	肱肌	11	尺动脉
3	肱动脉与静脉	12	头静脉
4	前臂外侧皮神经	13	正中神经
5	贵要静脉	14	肱桡肌
6	桡神经(深支)	15	桡侧腕屈肌
7	肘正中静脉	16	桡动脉
8	肱二头肌(肌腱)	17	前臂正中静脉
9	旋前圆肌		

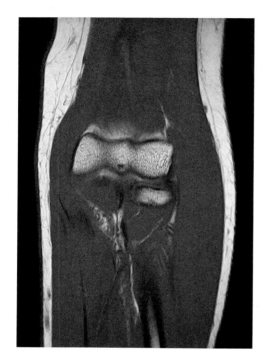

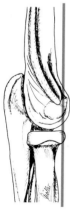

近侧
尺侧 □ 桡侧
内侧 外侧
远侧

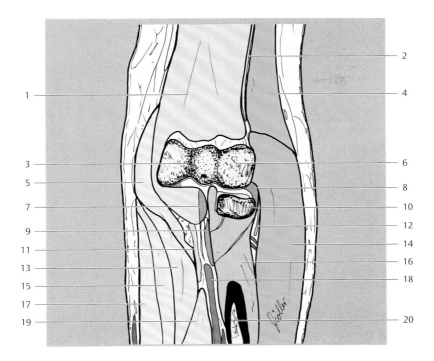

1	肱肌	11	正中神经
2	桡神经	12	桡神经(深支)
3	肱骨(滑车)	13	桡侧腕屈肌
4	肱桡肌	14	桡侧腕长伸肌与腕短伸肌
5	旋前圆肌	15	掌长肌
6	肱骨(小头)	16	旋后肌
7	肱肌(肌腱)	17	尺侧腕屈肌
8	环状韧带与桡侧副韧带	18	骨间动脉与静脉
9	肱二头肌(肌腱)	19	指深屈肌
10	桡骨(头)	20	桡骨(干)

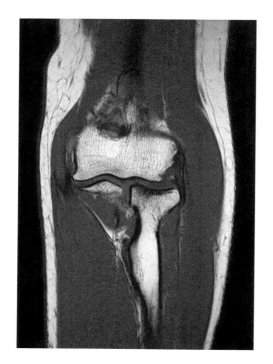

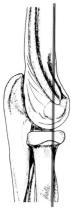

近侧

尺侧　　　桡侧
内侧 ☐ 外侧

远侧

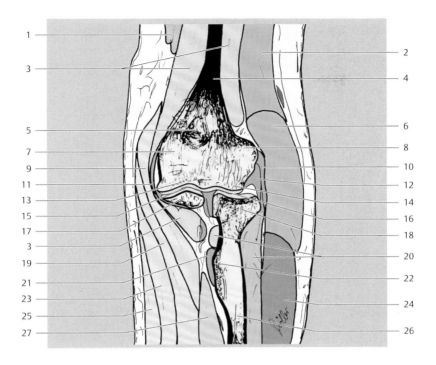

1	肱三头肌	15	肱尺关节
2	肱桡肌	16	肱桡关节
3	肱肌	17	尺骨(冠突)
4	肱骨(干)	18	桡骨(头)
5	冠突窝	19	桡侧腕屈肌
6	桡侧腕长伸肌	20	旋后肌
7	内上髁	21	肱二头肌(肌腱)
8	外上髁	22	桡骨粗隆
9	旋前圆肌	23	掌长肌
10	伸肌总腱(附着处)	24	指伸肌
11	内侧副韧带	25	指浅屈肌
12	桡侧副韧带	26	桡骨(干)
13	肱骨(滑车)	27	指深屈肌
14	肱骨(小头)		

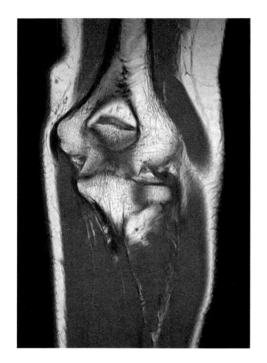

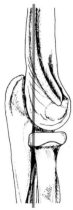

近侧

尺侧 　桡侧
内侧 □ 外侧

远侧

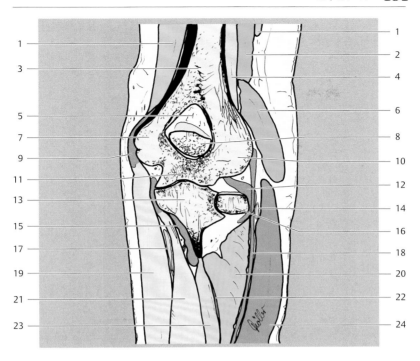

1	肱三头肌
2	肱桡肌
3	肱骨(干)
4	肱肌
5	鹰嘴窝(后脂肪垫)
6	桡侧腕长伸肌
7	内上髁
8	鹰嘴
9	屈肌总腱(附着处)
10	外上髁
11	肱骨滑车
12	环状韧带
13	尺骨(冠突)
14	桡神经(深支)
15	肱肌(肌腱附着处)
16	桡骨(头)
17	尺神经
18	伸肌总腱
19	尺侧腕屈肌
20	旋后肌
21	指浅屈肌
22	骨间总动脉与静脉
23	指深屈肌
24	指伸肌

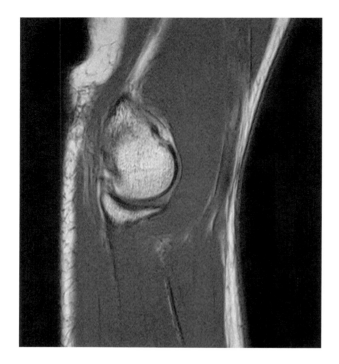

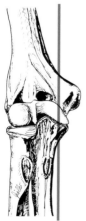

近侧

背侧 ☐ 腹侧

远侧

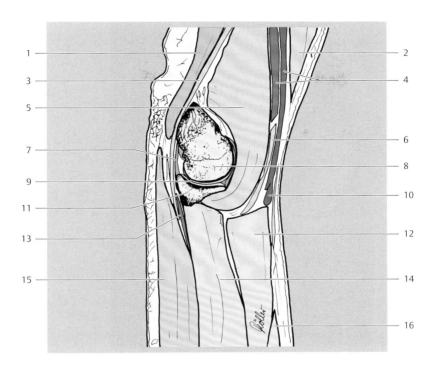

1 肱三头肌	9 肱尺关节
2 肱二头肌	10 肘正中静脉
3 尺神经	11 鹰嘴
4 肱动脉与静脉	12 旋前圆肌
5 肱肌	13 尺侧返动脉
6 正中神经	14 指浅屈肌
7 尺侧副韧带后部(和部分肘	15 指深屈肌
关节后关节囊)	16 桡侧腕屈肌
8 肱骨(滑车)	

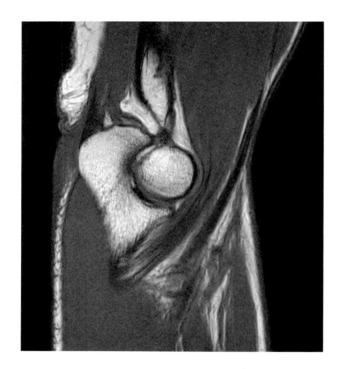

近侧

背侧 ☐ 腹侧

远侧

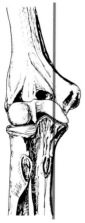

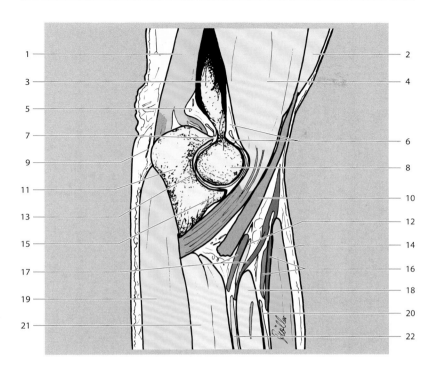

1	肱三头肌	12	尺神经
2	肱二头肌	13	滑车切迹
3	肱骨	14	肱桡肌
4	肱肌	15	冠突
5	肘后脂肪垫	16	桡动脉与静脉
6	肘前脂肪垫与冠突窝	17	尺动脉与静脉
7	鹰嘴窝	18	旋前圆肌
8	肱骨(滑车)	19	指深屈肌
9	鹰嘴囊	20	桡神经
10	肱二头肌(肌腱)	21	指浅屈肌
11	鹰嘴	22	正中神经

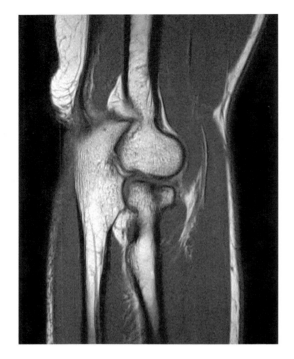

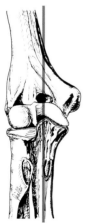

近侧

背侧 □ 腹侧

远侧

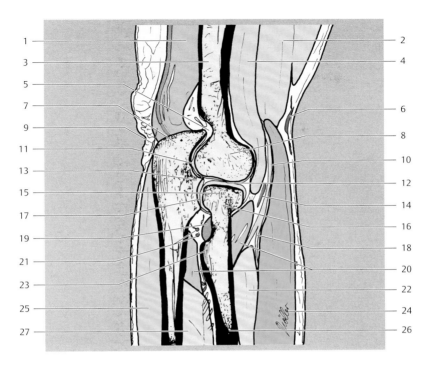

1	肱三头肌
2	肱二头肌
3	肱骨(干)
4	肱肌
5	鹰嘴窝
6	头静脉
7	鹰嘴
8	肱骨(小头)
9	鹰嘴囊
10	桡神经
11	滑车切迹
12	肱桡关节
13	冠突
14	肱深动脉
15	桡骨(头)
16	桡骨(颈)
17	桡尺近侧关节
18	桡神经(浅支)
19	肱二头肌(肌腱附着处)
20	旋后肌
21	骨间动脉与静脉
22	指浅屈肌
23	桡骨粗隆
24	肱桡肌
25	指深屈肌
26	桡骨(干)
27	旋前圆肌(尺侧头)

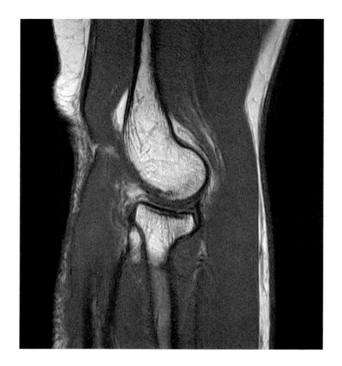

近侧

背侧 ☐ 腹侧

远侧

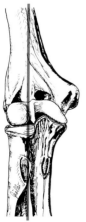

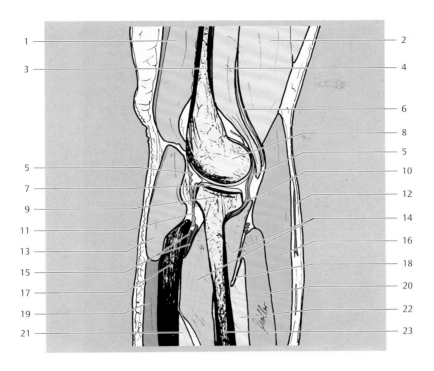

1	肱三头肌	13	肘肌
2	肱二头肌	14	旋后肌
3	肱骨(干)	15	骨间动脉与静脉
4	肱肌	16	肱桡肌
5	关节囊	17	尺骨(干)
6	桡神经	18	桡神经(深支)
7	肱桡关节	19	尺侧腕伸肌
8	肱骨(小头)	20	桡侧腕长伸肌
9	桡骨头	21	旋前圆肌(尺侧头)
10	桡骨环状韧带	22	指浅屈肌(桡侧头)
11	桡侧副韧带	23	桡骨(干)
12	头静脉		

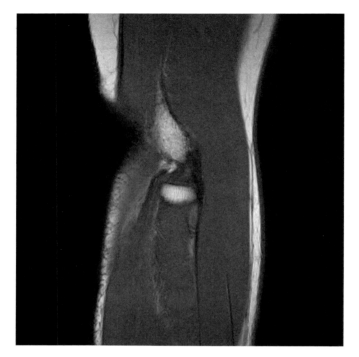

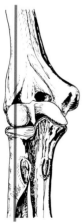

近侧

背侧 ☐ 腹侧

远侧

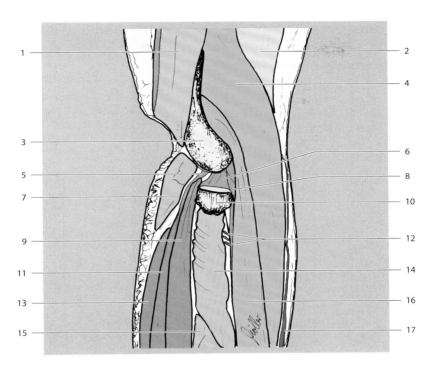

1	肱三头肌
2	肱肌
3	肱骨(小头)
4	肱桡肌
5	关节囊
6	桡侧副韧带
7	肘肌
8	桡骨环状韧带
9	指伸肌
10	桡骨(头)
11	小指伸肌
12	骨间前动脉与静脉
13	尺侧腕伸肌
14	旋后肌
15	拇长展肌
16	桡侧腕长伸肌
17	头静脉

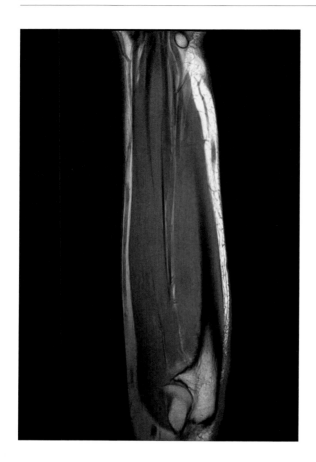

远侧

桡侧 ☐ 尺侧

腹侧 ☐ 背侧

近侧

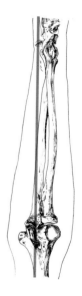

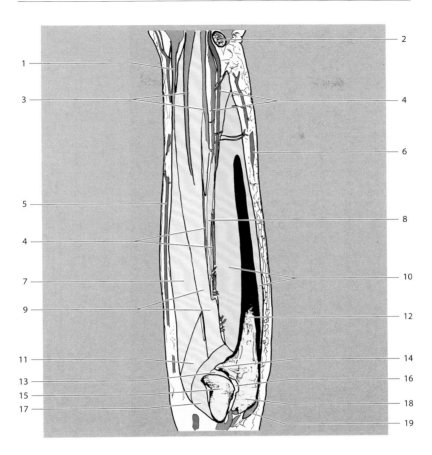

1 桡侧腕屈肌(肌腱)	11 旋前圆肌
2 豌豆骨	12 尺骨(干)
3 指浅屈肌与肌腱	13 肱尺关节
4 尺动脉与静脉	14 (尺骨)冠突
5 头静脉	15 肱骨(滑车)
6 贵要静脉	16 滑车切迹
7 桡侧腕屈肌	17 肱肌
8 尺神经	18 鹰嘴
9 指浅屈肌	19 肱三头肌(肌腱附着处)
10 指深屈肌	

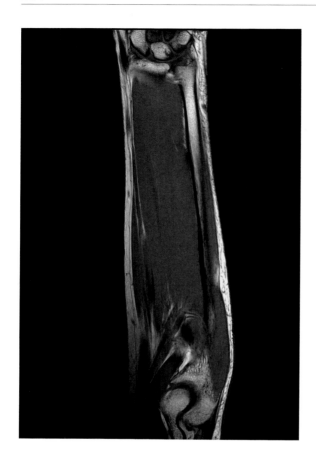

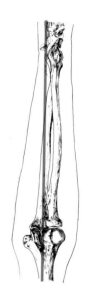

远侧

桡侧 ☐ 尺侧

腹侧 ☐ 背侧

近侧

1	头状骨
2	钩骨
3	舟骨
4	三角骨
5	月骨

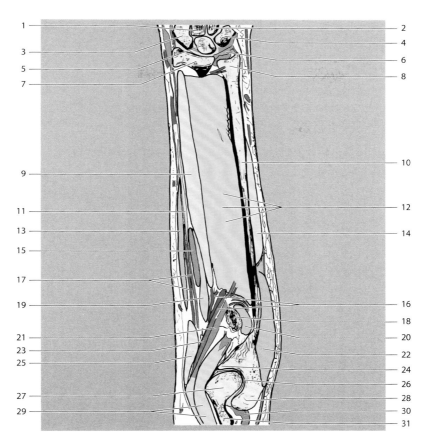

6	三角纤维软骨
7	桡骨
8	尺骨
9	指浅屈肌
10	尺骨(干)
11	正中神经
12	指深屈肌
13	肱桡肌
14	尺侧腕屈肌
15	旋前圆肌(肌腱)
16	尺动脉与静脉
17	桡动脉与静脉
18	桡骨粗隆
19	拇屈肌
20	旋后肌
21	肱二头肌(肌腱)
22	肘肌
23	肱动脉
24	(尺骨)冠突
25	旋前圆肌
26	肱尺关节
27	肱骨滑车
28	鹰嘴
29	肱肌
30	肱三头肌(肌腱)
31	肱骨(干)

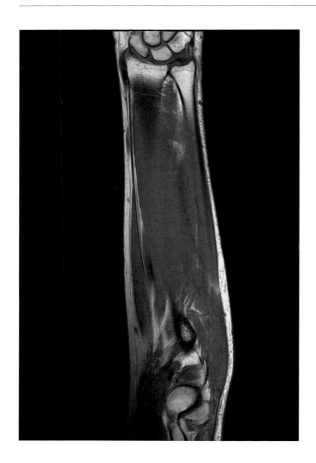

远侧

桡侧 │ │ 尺侧

腹侧 │ │ 背侧

近侧

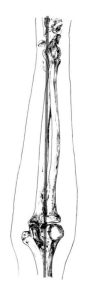

1	头状骨
2	钩骨
3	舟骨
4	三角骨
5	月骨
6	关节盘同系物
7	拇长展肌与肱桡肌(肌腱)
8	腕关节尺侧副韧带
9	桡骨
10	三角纤维软骨

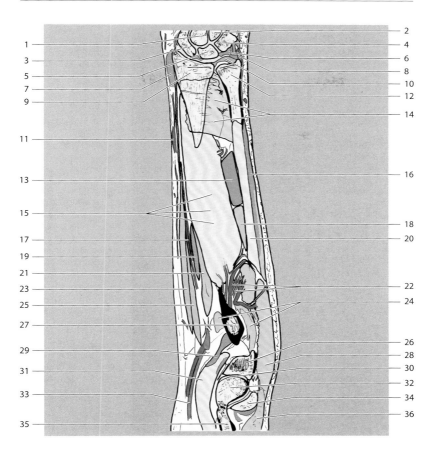

11 头静脉	24 旋后肌
12 尺骨	25 桡侧腕长伸肌
13 尺侧腕伸肌	26 桡尺关节
14 旋前方肌	27 桡骨粗隆
15 指浅屈肌	28 肘肌
16 示指伸肌(和肌腱)	29 肱二头肌(肌腱)
17 桡动脉与静脉	30 肱尺关节
18 拇长伸肌	31 肱肌
19 旋前圆肌(肌腱)	32 肱骨(滑车)
20 尺侧腕屈肌	33 肱动脉
21 拇长屈肌	34 鹰嘴
22 尺动脉与静脉	35 肱骨(干)
23 肱桡肌	36 肱三头肌(和肌腱)

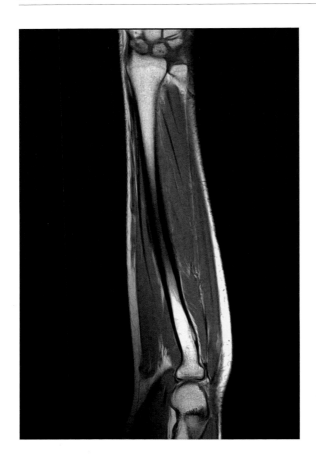

远侧
桡侧 □ 尺侧
腹侧 □ 背侧
近侧

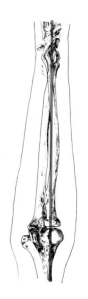

1　小多角骨
2　钩骨
3　头状骨

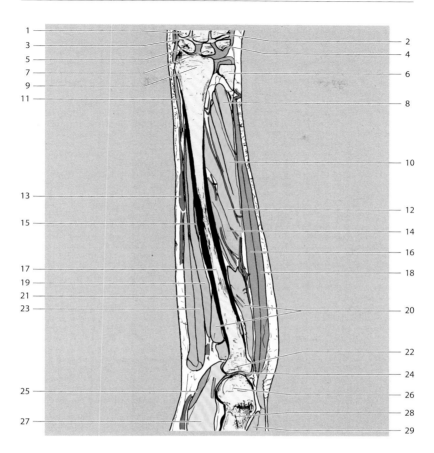

4	三角骨	17	桡骨（干）
5	舟骨	18	尺侧腕伸肌
6	尺骨	19	桡侧腕短伸肌
7	月骨	20	旋后肌
8	示指伸肌	21	肱桡肌
9	桡骨	22	桡骨（头）
10	拇短伸肌	23	桡侧腕长伸肌
11	拇长屈肌（肌腱）	24	肱桡关节
12	拇长伸肌	25	肱二头肌（肌腱）
13	头静脉	26	肱骨（小头）
14	拇长展肌	27	肱肌
15	旋前圆肌（肌腱）	28	肱骨（干）
16	小指伸肌	29	肱三头肌

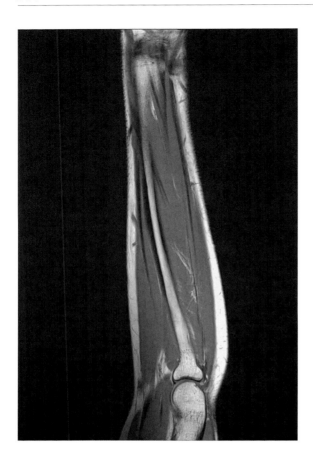

远侧

桡侧 ☐ 尺侧

腹侧 ☐ 背侧

近侧

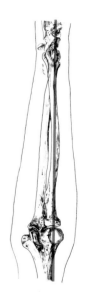

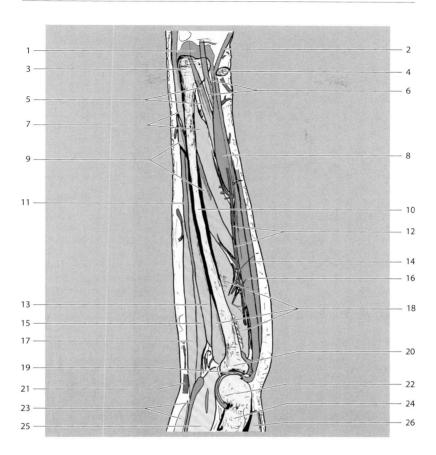

1	关节囊和桡腕背侧韧带	14	尺侧腕伸肌
2	小指伸肌(肌腱)	15	桡侧腕长伸肌
3	桡骨	16	小指伸肌
4	尺骨	17	肱桡肌
5	拇长伸肌(和肌腱)	18	旋后肌
6	示指伸肌(和肌腱)	19	肱桡关节
7	拇短伸肌	20	桡骨(头)
8	指伸肌	21	肘正中静脉
9	拇长展肌	22	肱骨(小头)
10	桡骨(干)	23	肱二头肌(和肌腱)
11	桡侧腕长伸肌(肌腱)	24	肱骨(干)
12	骨间后动脉与静脉	25	肱肌
13	桡侧腕短伸肌	26	肱三头肌(和肌腱)

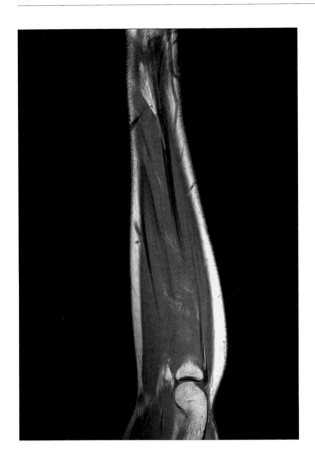

远侧
桡侧 尺侧
腹侧 背侧
近侧

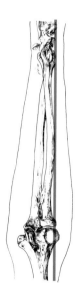

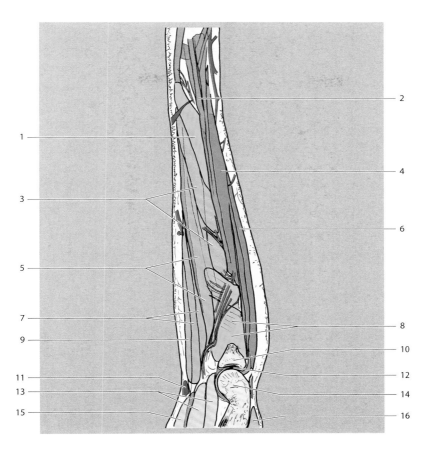

1	拇短伸肌	9	肱桡肌
2	指伸肌(肌腱)	10	桡骨(头)
3	拇长展肌	11	肘正中静脉
4	指伸肌(和肌腱)	12	肱桡关节
5	桡侧腕短伸肌	13	肱肌
6	小指伸肌	14	肱骨(小头)
7	桡侧腕长伸肌	15	肱二头肌(和肌腱)
8	旋后肌	16	肱三头肌

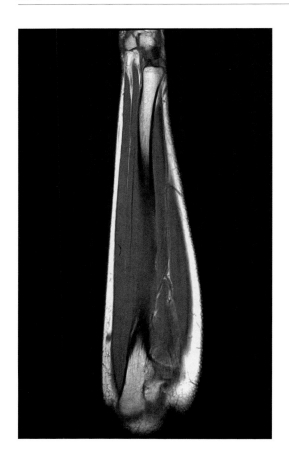

远侧

掌侧 背侧

尺侧 桡侧

近侧

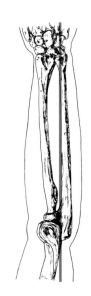

1	小指展肌
2	三角骨
3	豌豆骨

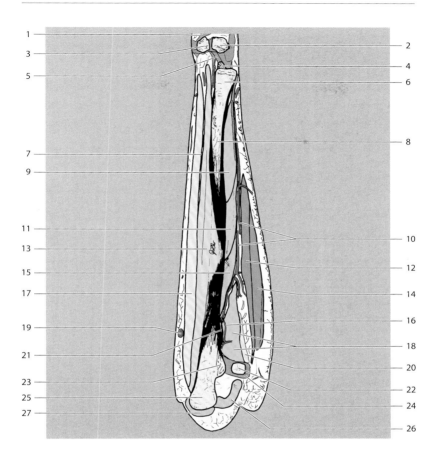

4	尺骨茎突	16	骨间返动脉与静脉
5	尺腕掌侧韧带	17	尺侧腕屈肌
6	尺骨	18	旋后肌
7	尺神经	19	贵要静脉
8	尺骨(干)	20	尺侧腕伸肌
9	示指伸肌	21	肱肌(附着处)
10	骨间后动脉与静脉	22	桡骨(头)
11	拇短伸肌	23	桡骨粗隆
12	小指伸肌	24	环状韧带
13	指深屈肌	25	鹰嘴
14	指伸肌	26	肘肌
15	拇长展肌	27	肱三头肌

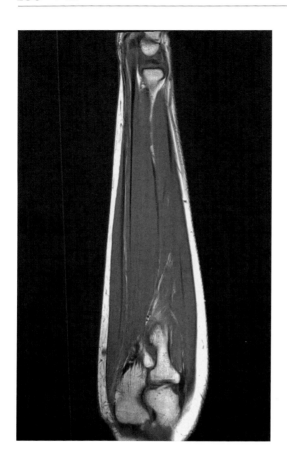

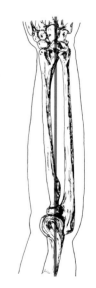

远侧

掌侧 背侧

尺侧 桡侧

近侧

1	尺静脉
2	钩骨
3	指深屈肌(肌腱)
4	三角骨
5	尺神经
6	小指伸肌(肌腱)
7	旋前方肌
8	尺骨

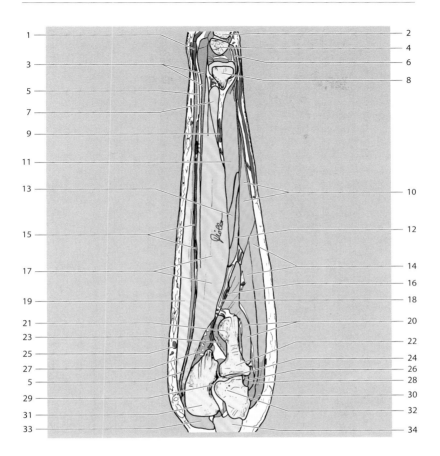

9	骨间前动脉与静脉
10	小指伸肌
11	示指伸肌
12	拇长展肌
13	拇短伸肌
14	指伸肌(和肌腱)
15	尺动脉与静脉
16	骨间动脉与静脉
17	指深屈肌
18	正中神经
19	尺侧腕屈肌
20	旋后肌
21	桡骨粗隆
22	桡骨(头)
23	肱二头肌(和肌腱)
24	肱桡关节
25	贵要静脉
26	环状韧带
27	肱肌(附着处)
28	桡侧副韧带
29	肱尺关节
30	伸肌总腱(附着处)
31	鹰嘴
32	肱骨(小头)
33	肱三头肌(和肌腱)
34	肱肌

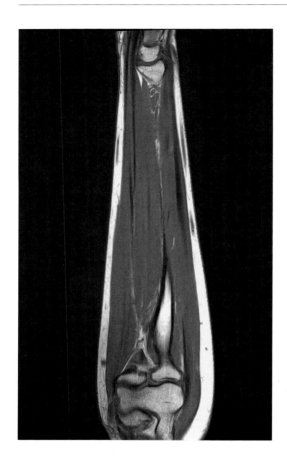

远侧
掌侧　　背侧
尺侧　　桡侧
近侧

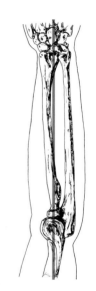

1　　正中神经
2　　头状骨
3　　腕关节
4　　月骨
5　　指深屈肌(肌腱)
6　　桡骨
7　　指浅屈肌(肌腱)
8　　示指伸肌

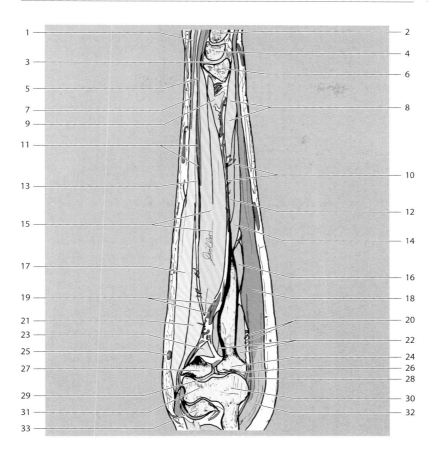

9　旋前方肌

10　骨间后动脉与静脉

11　尺动脉与静脉

12　拇短伸肌

13　尺神经

14　拇长伸肌

15　指深屈肌

16　拇长展肌

17　尺侧腕屈肌

18　指伸肌

19　骨间前动脉与静脉

20　桡神经（深支）与桡侧返动脉

21　指浅屈肌

22　旋后肌

23　肱肌

24　桡骨（头）

25　贵要静脉

26　肱桡关节

27　鹰嘴

28　桡侧副韧带

29　肱尺关节

30　肱骨（小头）

31　肱骨（滑车）

32　桡侧腕短伸肌

33　（尺骨）冠突

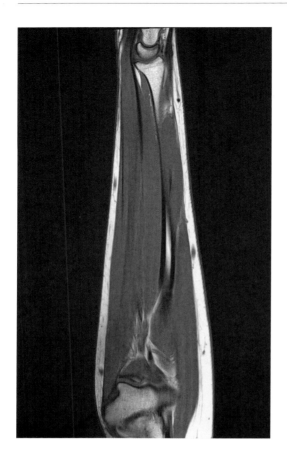

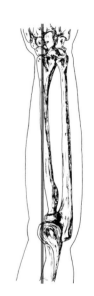

远侧

掌侧 ☐ 背侧

尺侧 ☐ 桡侧

近侧

1　头状骨
2　指伸肌(肌腱)
3　指浅屈肌(肌腱)
4　月骨
5　腕关节
6　桡骨
7　指深屈肌(肌腱)

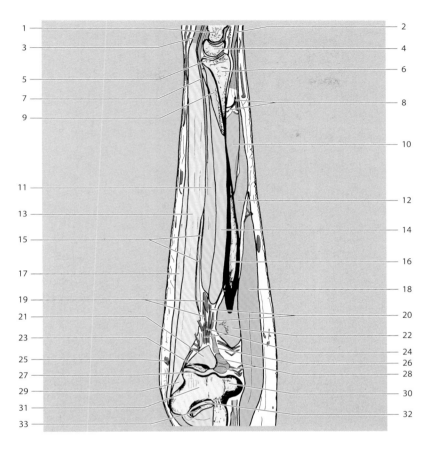

8	骨间前动脉与静脉	21	肱肌
9	旋前方肌	22	旋后肌
10	拇短伸肌	23	鹰嘴
11	指深屈肌	24	桡动脉与静脉
12	拇展肌	25	贵要静脉
13	指浅屈肌	26	肱二头肌(肌腱)
14	拇长屈肌	27	肱尺关节
15	正中神经	28	环状韧带
16	桡骨(干)	29	旋前圆肌
17	掌长肌	30	肱骨(小头)
18	桡侧腕长伸肌与腕短伸肌	31	肱骨(滑车)
19	尺动脉与静脉	32	鹰嘴窝
20	骨间后动脉与静脉	33	(尺骨)冠突

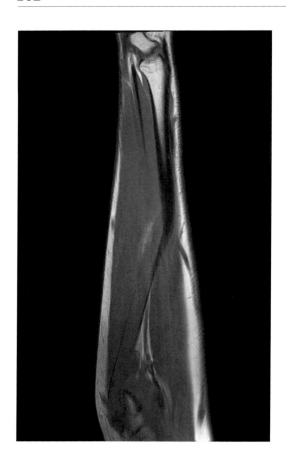

远侧

掌侧 背侧

尺侧 桡侧

近侧

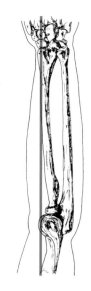

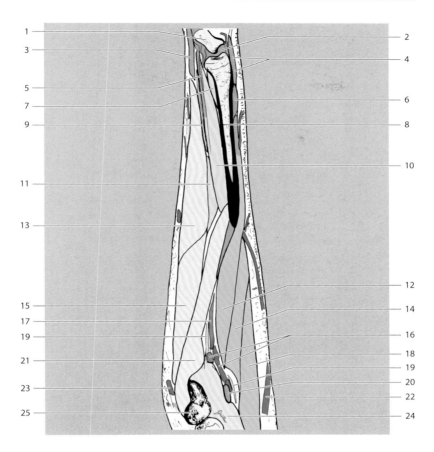

1	舟骨	14	桡侧腕长伸肌
2	腕关节	15	桡侧腕屈肌
3	桡侧腕屈肌(肌腱)	16	肱动脉与静脉
4	桡侧腕短伸肌(肌腱)	17	桡动脉与静脉
5	拇长屈肌(肌腱)	18	肱桡肌
6	指伸肌	19	桡神经
7	旋前方肌	20	肱二头肌(肌腱)
8	桡骨(干)	21	旋前圆肌
9	正中神经	22	头静脉
10	拇长屈肌	23	贵要静脉
11	指深屈肌	24	肱肌
12	桡侧腕短伸肌	25	内上髁
13	指浅屈肌		

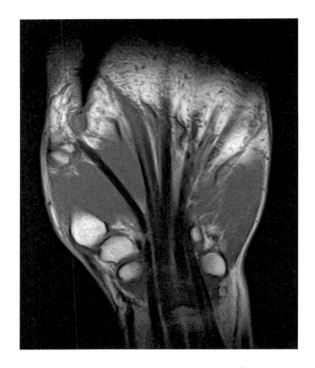

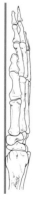

远侧

桡侧 □ 尺侧

近侧

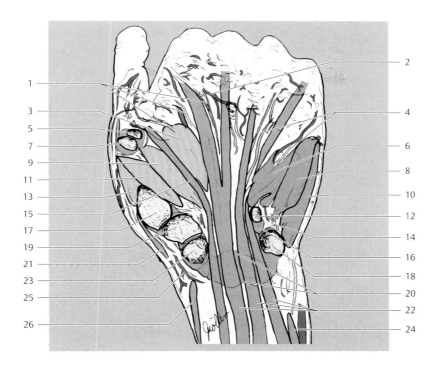

1	指掌侧固有神经 (正中神经)	14	尺神经 (深支)
2	指掌侧固有动脉	15	拇长屈肌 (肌腱)
3	拇收肌 (横头)	16	豆钩韧带
4	指掌侧固有神经 (尺神经)	17	第1掌骨 (基底部)
5	第1近节指骨 (基底部)	18	豌豆骨
6	小指对掌肌	19	大多角骨
7	第1掌骨 (头)	20	桡腕掌侧韧带
8	小指屈肌	21	拇长展肌 (肌腱附着处)
9	拇短屈肌 (深头)	22	指深屈肌 (肌腱)
10	小指展肌	23	舟骨
11	拇指展肌	24	尺侧腕屈肌 (肌腱)
12	钩骨 (钩)	25	桡动脉 (掌浅支)
13	拇指对掌肌	26	肱桡肌 (肌腱)

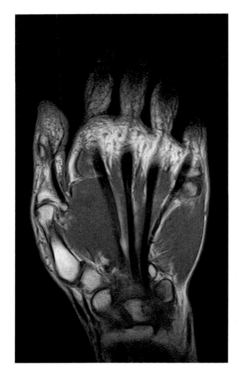

远侧

桡侧 □ 尺侧

近侧

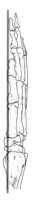

1　第 1 远节指骨
2　指掌侧固有动脉与神经
3　第 1 近节指骨(头)
4　蚓状肌

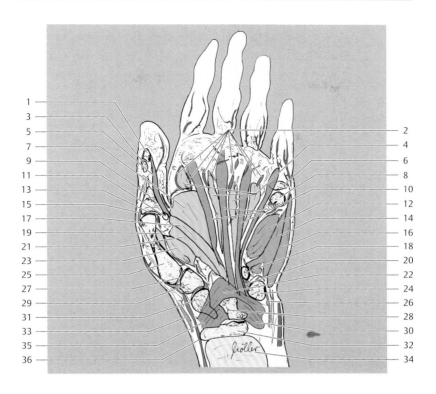

5 拇长屈肌(肌腱)	21 拇短屈肌
6 第5近节指骨(基底部)	22 腕辐状韧带
7 拇收肌(横头)	23 拇指对掌肌
8 第5掌骨(头)	24 豌豆骨
9 第1近节指骨(基底部)	25 第1掌骨
10 指深屈肌(肌腱)	26 腕关节尺侧副韧带
11 籽骨	27 第1腕掌关节
12 小指对掌肌	28 月骨
13 第1掌指关节	29 大多角骨
14 小指屈肌	30 尺腕掌侧韧带
15 关节囊	31 舟骨
16 小指展肌	32 桡骨
17 拇收肌(斜头)	33 拇短伸肌(肌腱)
18 钩骨(钩)	34 旋前方肌
19 骨间肌	35 桡腕掌侧韧带
20 豆钩韧带	36 桡动脉

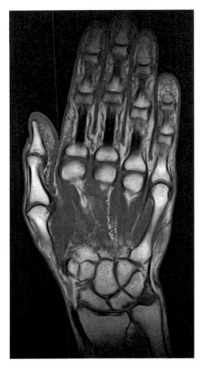

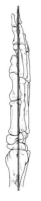

远侧

桡侧 ☐ 尺侧

近侧

1 第 2 远节指骨
2 远端指间关节
3 中节指骨(基底部)
4 指掌侧固有动脉与神经
5 近节指骨(头)
6 指屈肌(肌腱)
7 第 1 远节指骨
8 近端指间关节
9 第 2 掌骨(头)

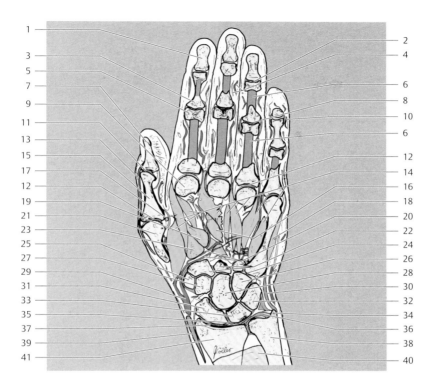

10	副韧带
11	第1指间关节
12	掌指关节
13	拇长伸肌(肌腱)
14	骨间肌
15	第1近节指骨
16	拇收肌(横头)
17	籽骨
18	小指展肌
19	拇收肌(斜头)
20	掌深弓与腕掌弓
21	第1掌骨(头)
22	掌骨(基底部)
23	拇短屈肌
24	腕掌关节
25	大多角骨

26	钩骨
27	小多角骨
28	头状骨
29	桡动脉
30	腕关节尺侧副韧带
31	舟骨
32	三角骨
33	月骨
34	尺骨茎突
35	骨间韧带(舟月间)
36	三角纤维软骨复合体(TFC)
37	腕关节
38	尺骨
39	肱桡肌(肌腱)
40	旋前方肌
41	桡骨

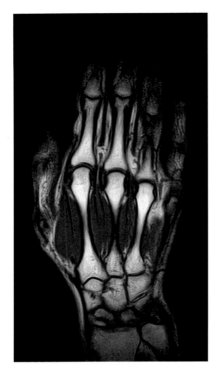

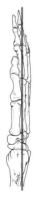

远侧

桡侧 ☐ 尺侧

近侧

1	中节指骨(基底部)
2	指背动脉与神经
3	副韧带
4	近端指间关节
5	近节指骨(头)
6	掌指关节
7	近节指骨(干)
8	骨间肌
9	近节指骨(基底部)

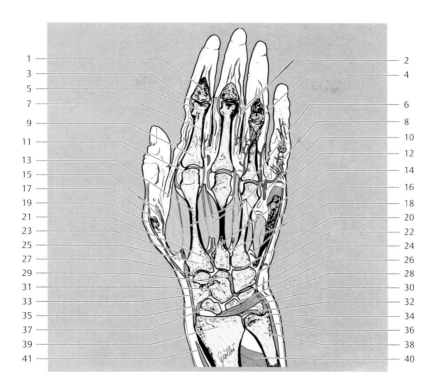

10	掌背静脉
11	掌骨(头)
12	关节囊
13	掌骨(干)
14	掌背动脉
15	拇指掌背动脉与神经
16	指伸肌(肌腱)
17	第1掌骨(头)
18	掌背动脉(穿支)
19	拇长伸肌(肌腱)
20	腕掌关节
21	掌骨间韧带
22	钩骨
23	桡动脉(腕背支)
24	三角骨
25	第2掌骨(基底部)
26	月骨
27	小多角骨
28	桡腕背侧韧带
29	腕骨间韧带
30	腕关节尺侧副韧带
31	头状骨
32	尺骨关节盘
33	桡侧腕长伸肌(肌腱)
34	尺骨茎突
35	腕关节桡侧副韧带
36	尺侧腕伸肌(肌腱)
37	舟骨
38	尺骨
39	桡骨
40	骨间膜
41	肱桡肌(肌腱)

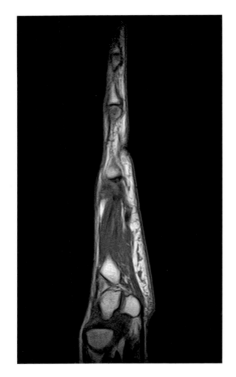

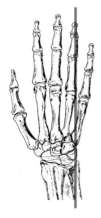

远侧

背侧 □ 掌侧

近侧

1	远节指骨
2	远端指间关节
3	关节囊
4	中节指骨(头)
5	中节指骨(基底部)
6	掌侧副韧带
7	近端指间关节
8	指屈肌(肌腱)
9	近节指骨(头)
10	掌指关节

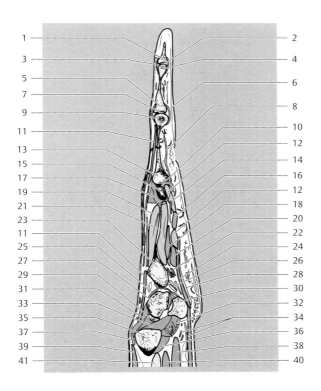

11	指伸肌（肌腱）	27	三角骨
12	蚓状肌	28	掌短肌
13	近节指骨（基底部）	29	月骨
14	掌心动脉	30	豌豆骨
15	掌骨（头）	31	桡腕背侧韧带
16	小指屈肌（肌腱）	32	尺腕掌侧韧带
17	侧副韧带与骨间肌附着处	33	三角纤维软骨复合体（和关节盘同系物）
18	小指对掌肌		
19	背侧骨间肌	34	尺动脉与神经
20	小指短屈肌	35	尺骨
21	掌侧骨间肌	36	桡尺掌侧韧带
22	掌深弓	37	桡尺背侧韧带
23	第 5 掌骨（基底部）	38	指深屈肌（肌腱）
24	小指展肌	39	尺侧腕伸肌（肌腱）
25	腕掌背侧韧带	40	指浅伸肌（肌腱）
26	尺神经（深支）	41	旋前方肌

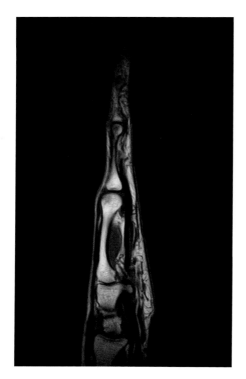

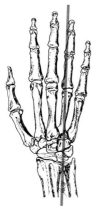

远侧

背侧 ☐ 掌侧

近侧

1　副韧带
2　中节指骨(头)
3　指背静脉
4　指掌侧静脉
5　中节指骨(基底部)
6　掌侧副韧带
7　近端指间关节
8　指掌侧动脉与神经
9　近节指骨(头)
10　指浅屈肌(肌腱)

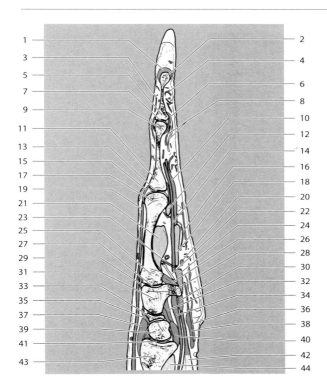

11	近节指骨(基底部)	28	钩骨(钩)
12	掌骨间肌	29	腕掌背侧韧带
13	掌指关节	30	屈肌支持带
14	指深屈肌(肌腱)	31	钩骨
15	关节囊	32	腕骨间掌侧韧带
16	指掌侧动脉	33	三角骨
17	掌骨(头)	34	指屈肌(肌腱)
18	蚓状肌	35	腕骨间背侧韧带
19	指伸肌(肌腱)	36	腕掌韧带
20	掌浅弓	37	桡腕背侧韧带
21	掌骨间肌	38	尺动脉
22	尺神经(深支)	39	月骨
23	掌深弓	40	尺腕掌侧韧带
24	小指短屈肌	41	桡腕关节
25	掌骨(基底部)	42	尺侧腕屈肌
26	腕掌掌侧韧带	43	桡骨
27	腕掌关节	44	旋前方肌

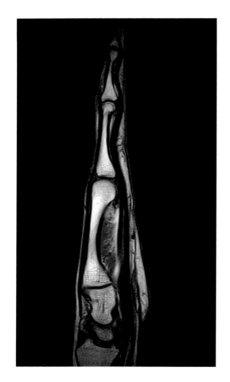

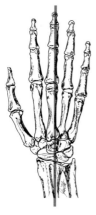

远侧

背侧 ☐ 掌侧

近侧

1	远节指骨
2	中节指骨(头)
3	远端指间关节
4	掌侧韧带
5	关节囊
6	掌侧指动脉
7	中节指骨(基底部)
8	指屈肌(肌腱)
9	近端指间关节
10	近节指骨(干)

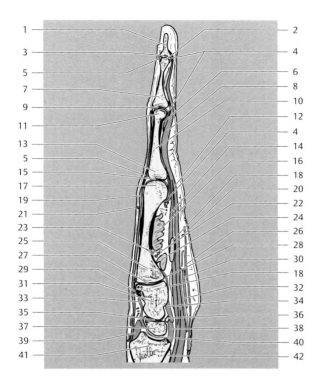

11	近节指骨(头)
12	指浅屈肌(肌腱)
13	近节指骨(基底部)
14	指深屈肌(肌腱)
15	掌指关节
16	拇收肌(横头)
17	掌骨(头)
18	蚓状肌
19	指伸肌(肌腱)
20	掌浅弓
21	掌指静脉
22	尺神经(深支)
23	掌深弓
24	拇收肌(深头)
25	掌骨(基底部)
26	掌腱膜
27	腕掌关节
28	腕掌掌侧韧带
29	腕掌背侧韧带
30	屈肌支持带
31	头状骨
32	正中神经
33	腕骨间背侧韧带
34	腕骨间掌侧韧带
35	腕骨间关节(头舟间)
36	月骨
37	舟骨
38	桡腕掌侧韧带
39	桡腕背侧韧带
40	腕关节
41	桡骨
42	旋前方肌

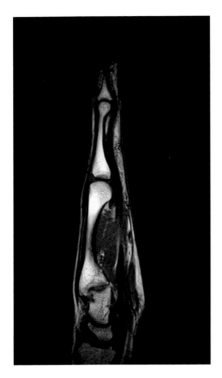

远侧

背侧 ☐ 掌侧

近侧

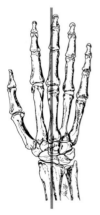

1	副韧带(远端指间关节)
2	近端指间关节
3	中节指骨(基底部)
4	掌侧韧带
5	近节指骨(头)
6	指屈肌(肌腱)
7	关节囊
8	掌指关节

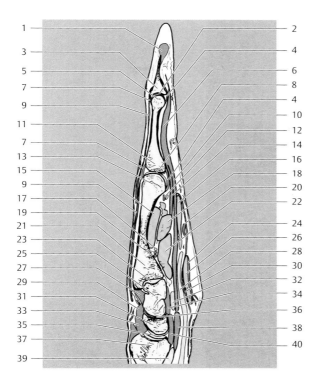

9	指伸肌(肌腱)
10	指浅屈肌(肌腱)
11	近节指骨(基底部)
12	掌总动脉
13	掌骨(头)
14	指深屈肌(肌腱)
15	骨间肌
16	蚓状肌
17	尺神经(深支)
18	拇收肌(横头)
19	掌深弓
20	掌浅弓
21	掌骨(基底部)
22	拇收肌(斜头)
23	腕掌关节
24	掌腱膜

25	头状骨
26	拇短展肌
27	腕掌背侧韧带
28	正中神经
29	腕骨间背侧韧带
30	屈肌支持带
31	舟骨
32	拇屈肌(深头)
33	桡腕背侧韧带
34	腕骨间掌侧韧带
35	桡腕关节
36	腕骨间关节(头舟间)
37	桡骨
38	拇长屈肌(肌腱)
39	旋前方肌
40	桡腕掌侧韧带

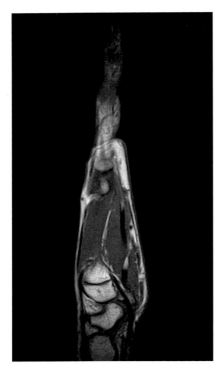

远侧

背侧 ☐ 掌侧

近侧

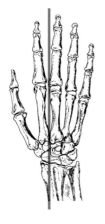

1 指背静脉
2 指掌侧总动脉
3 近节指骨(基底部)
4 蚓状肌
5 侧副韧带(掌指关节)
6 拇收肌(横头)

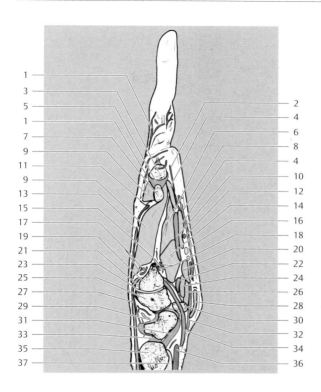

1	
3	
5	
1	2
7	4
9	6
11	8
9	4
13	10
15	12
17	14
19	16
21	18
23	20
25	22
27	24
29	26
31	28
33	30
35	32
37	34
	36

7　掌骨(头)
8　掌腱膜
9　骨间肌
10　指屈肌(肌腱)
11　指背动脉
12　掌浅弓
13　指伸肌(肌腱)
14　拇收肌(斜头)
15　尺神经(深支)
16　指掌侧总神经(正中神经)
17　指背动脉与神经
18　掌深弓
19　第2掌骨(基底部)
20　拇短屈肌(浅头)
21　第3掌骨(基底部)
22　拇长屈肌(肌腱)

23　腕掌关节
24　拇短屈肌(深头)
25　小多角骨
26　拇指对掌肌
27　桡侧腕短伸肌
28　拇短展肌
29　舟骨
30　钩骨(钩)
31　桡腕掌侧韧带
32　屈肌支持带
33　腕关节桡侧副韧带
34　桡侧腕屈肌(肌腱)
35　桡骨
36　桡动脉
37　旋前方肌

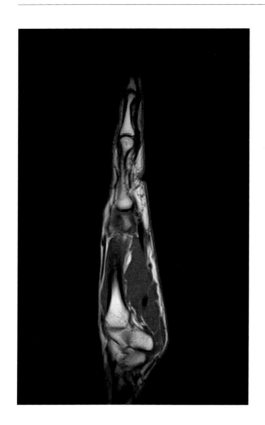

远侧

背侧 □ 掌侧

近侧

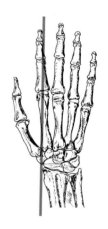

1	远节指骨	11	侧副韧带
2	掌侧(副)韧带	12	蚓状肌
3	远端指间关节	13	近节指骨(头)
4	指屈肌(肌腱)	14	拇收肌(横头)
5	中节指骨头	15	指背固有动脉
6	指掌侧固有动脉	16	指掌侧总神经
7	指伸肌(肌腱)	17	近节指骨(基底部)
8	指掌侧固有神经	18	掌浅弓
9	中节指骨(基底部)	19	掌骨(头)
10	指屈肌(肌腱)	20	正中神经

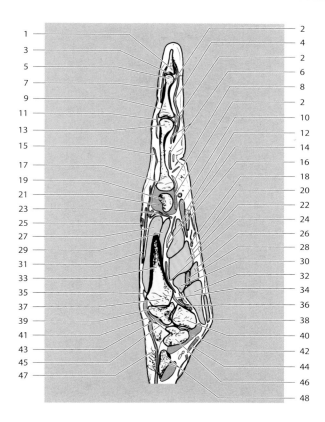

21	侧副韧带
22	拇收肌(斜头)
23	指动脉(穿支)
24	指掌侧总动脉
25	指背静脉
26	拇短屈肌(浅头)
27	骨间背侧肌
28	拇长屈肌(肌腱)
29	骨间掌侧肌
30	拇短屈肌(深头)
31	第2指伸肌(肌腱)
32	拇指对掌肌
33	第2掌骨(干)
34	腕掌掌侧韧带
35	掌背动脉
36	掌深弓
37	第2掌骨(基底部)
38	拇短展肌
39	腕掌关节
40	大多角骨(结节)
41	腕掌背侧韧带
42	腕关节桡侧副韧带
43	小多角骨
44	桡动脉(浅支)
45	腕骨间背侧韧带
46	舟骨
47	桡侧腕长伸肌(肌腱)
48	桡骨茎突

动脉
神经
静脉
骨
脂肪组织
软骨
肌腱
半月板、关节盂唇等
液体
小肠

髋部和大腿肌肉

缝匠肌
阔筋膜张肌
髂肌
髂腰肌
腰大肌
臀大肌、臀中肌、臀小肌
腹直肌
外斜肌与内斜肌
腹肌
梨状肌
孖肌
股方肌
闭孔内肌
半腱肌
半膜肌
股二头肌

内收肌
闭孔外肌
耻骨肌
长收肌、短收肌和大收肌
股薄肌

股四头肌
股直肌
股外侧肌、股内侧肌和股
　中间肌

腘肌

小腿肌肉

伸肌群
胫骨前肌
趾长伸肌
姆长伸肌

腓骨肌群
腓骨短肌
腓骨长肌

屈肌群
胫骨后肌
趾长屈肌
姆长屈肌

三头肌
腓肠肌
比目鱼肌
跖肌

足部肌肉

趾短伸肌
姆短伸肌
背侧与跖侧骨间肌
趾短屈肌
足底方肌
蚓状肌

大趾肌
姆短屈肌
姆展肌
姆收肌

第5趾肌
小趾展肌
小趾短屈肌
小趾对掌肌

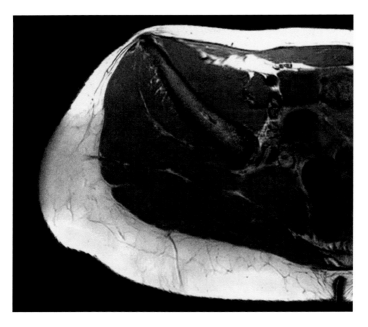

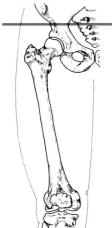

腹侧

外侧 □ 内侧

背侧

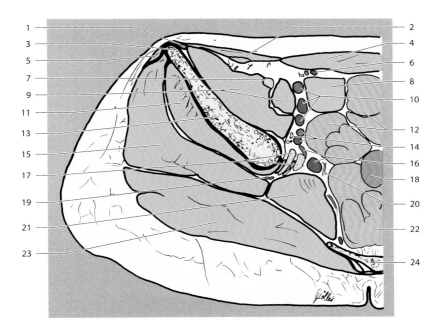

1	腹股沟韧带	13	髂骨
2	腹内斜肌与腹横肌	14	闭孔动脉、静脉与神经
3	髂前上棘	15	臀中肌
4	腹直肌	16	髂内动脉与静脉
5	阔筋膜张肌	17	骶丛
6	腹壁下动脉与静脉	18	子宫
7	股神经	19	臀上动脉与静脉
8	膀胱	20	输尿管
9	髂腰肌	21	梨状肌
10	髂外动脉与静脉	22	乙状结肠
11	臀小肌	23	臀大肌
12	小肠	24	骶骨

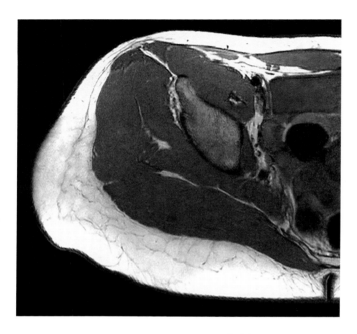

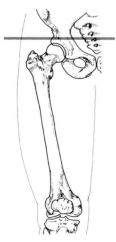

腹侧

外侧 ☐ 内侧

背侧

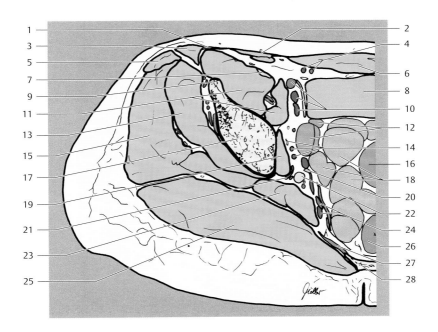

1	腹股沟韧带	15	臀中肌
2	腹内斜肌与腹横肌	16	子宫
3	缝匠肌	17	髂骨
4	腹壁下动脉与静脉	18	小肠
5	阔筋膜张肌	19	闭孔内肌
6	腹直肌	20	输尿管
7	股神经	21	臀上动脉与静脉
8	膀胱	22	腰骶丛
9	髂前下棘	23	梨状肌
10	髂外动脉与静脉	24	髂内动脉与静脉
11	髂腰肌	25	臀大肌
12	卵巢与输卵管	26	直肠
13	臀小肌	27	骶结节韧带
14	闭孔动脉、静脉与神经	28	骶骨

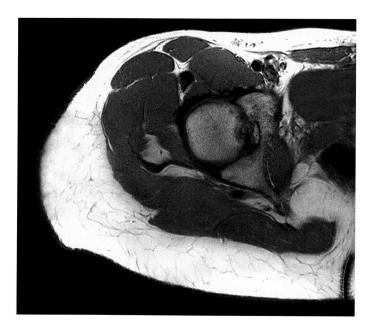

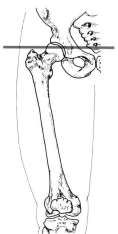

腹侧

外侧 □ 内侧

背侧

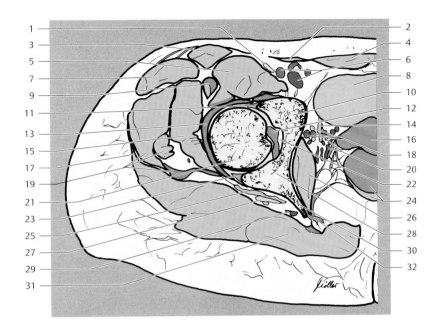

1	股神经	
2	腹内斜肌与腹横肌	
3	缝匠肌	
4	腹直肌	
5	髂腰肌	
6	髂外动脉与静脉	
7	阔筋膜张肌	
8	膀胱	
9	股直肌(肌腱)	
10	耻骨(上支)	
11	盂唇前缘	
12	股骨头韧带	
13	髂股韧带	
14	输尿管	
15	臀小肌	
16	子宫	

17	髂胫束
18	闭孔动脉、静脉与神经
19	臀中肌(和肌腱)
20	子宫静脉丛
21	股骨头
22	髋臼窝
23	盂唇后缘
24	直肠与肛提肌
25	梨状肌
26	闭孔内肌
27	坐骨神经
28	坐骨
29	臀上动脉与静脉
30	坐骨棘
31	臀大肌
32	骶结节韧带

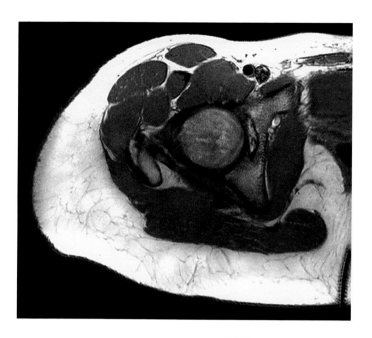

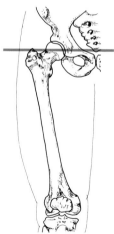

腹侧

外侧 □ 内侧

背侧

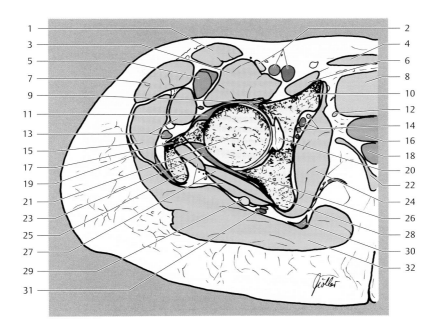

1	缝匠肌	17 股骨颈
2	股动脉、静脉与神经	18 直肠
3	髂腰肌	19 髂胫束
4	腹直肌	20 髋臼窝
5	股直肌（和肌腱）	21 股骨头
6	耻骨肌	22 肛提肌
7	阔筋膜张肌	23 坐股韧带与韧带囊
8	膀胱	24 闭孔内肌
9	盂唇前缘	25 大转子
10	耻骨（上支）	26 盂唇后缘
11	髂股韧带	27 下孖肌
12	输尿管	28 坐骨
13	臀小肌（和肌腱）	29 坐骨神经
14	闭孔动脉、静脉与神经	30 骶结节韧带
15	臀中肌（和肌腱）	31 臀上动脉与神经
16	阴道	32 臀大肌

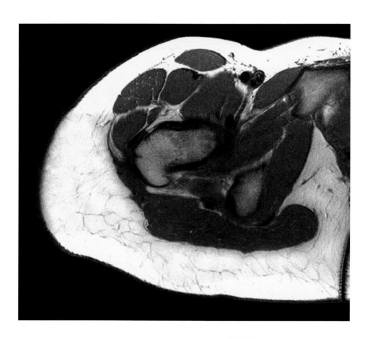

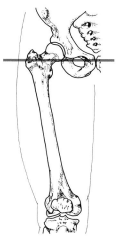

腹侧

外侧 □ 内侧

背侧

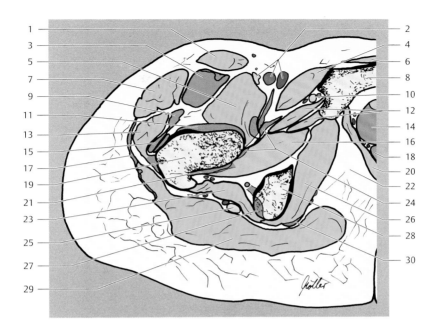

1	缝匠肌	16	闭孔外肌
2	股动脉、静脉与神经	17	髂胫束
3	股直肌(和肌腱)	18	直肠
4	耻骨肌	19	股骨
5	髂腰肌	20	肛提肌
6	腹直肌	21	坐股韧带
7	阔筋膜张肌	22	坐骨直肠窝
8	耻骨(下支)	23	股方肌
9	股外侧肌	24	耻股韧带
10	闭孔神经(前支)	25	坐骨神经
11	髂股韧带	26	闭孔内肌
12	短收肌	27	股后肌群肌腱附着处
13	臀中肌(和肌腱)	28	坐骨结节
14	阴道与尿道	29	臀大肌
15	臀小肌(和肌腱)	30	骶结节韧带

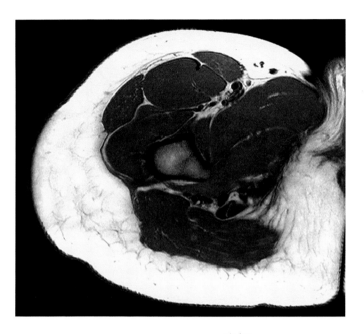

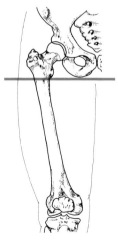

腹側

外側 □ 内側

背側

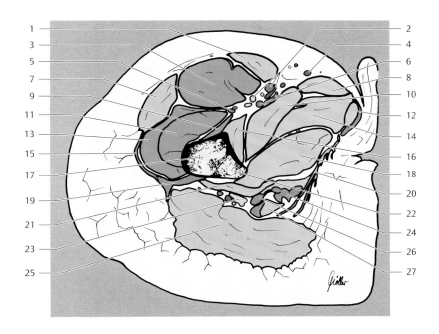

1	缝匠肌	15	髂胫束
2	股动脉、静脉与神经	16	髂腰肌
3	股直肌	17	股骨
4	大隐静脉	18	大收肌
5	旋股动脉与静脉	19	股外侧肌间隔
6	股深动脉与静脉	20	闭孔内肌
7	阔筋膜张肌	21	股方肌
8	长收肌	22	小转子
9	股内侧肌	23	坐骨神经
10	耻骨肌	24	半膜肌（肌腱）
11	股中间肌	25	臀大肌
12	股薄肌	26	股二头肌（肌腱）
13	股外侧肌	27	半腱肌（肌腱）
14	短收肌		

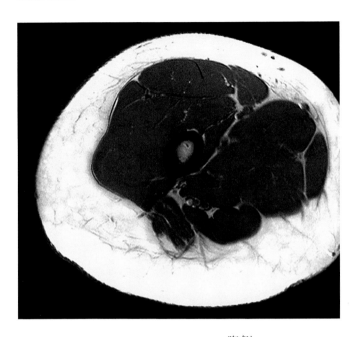

腹侧

外侧 □ 内侧

背侧

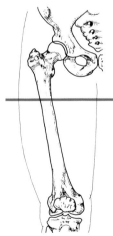

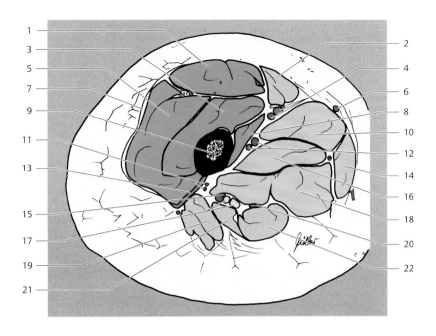

1	股直肌	13	股外侧肌间隔
2	缝匠肌	14	股薄肌
3	股中间肌	15	坐骨神经及并行动脉与静脉（臀下动脉与静脉）
4	股动脉、静脉与神经		
5	股外侧肌	16	短收肌
6	大隐静脉	17	坐骨神经
7	髂胫束	18	大收肌
8	股内侧肌	19	臀大肌
9	股骨	20	半膜肌（肌腱）
10	长收肌	21	股二头肌
11	股深动脉穿支（和静脉）	22	半腱肌
12	股深动脉与静脉		

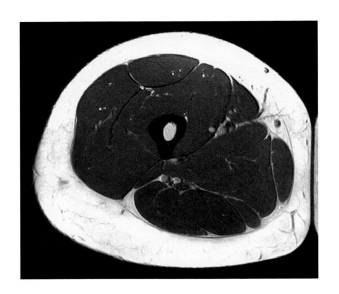

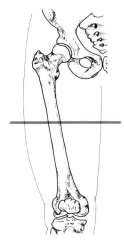

腹侧

外侧 □ 内侧

背侧

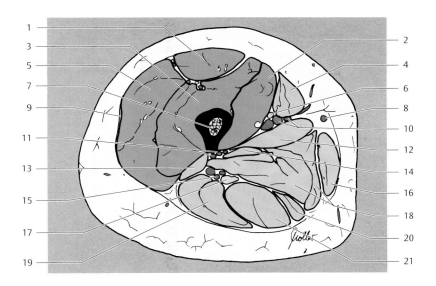

1 股直肌	12 长收肌
2 股内侧肌	13 股二头肌(短头)
3 股中间肌	14 短收肌
4 缝匠肌	15 坐骨神经及并行动脉(臀下动脉)
5 股外侧肌	
6 隐神经	16 股薄肌
7 股骨	17 坐骨神经
8 大隐静脉	18 大收肌
9 髂胫束	19 股二头肌(长头)
10 股动脉与静脉	20 半膜肌
11 股深动脉与静脉	21 半腱肌

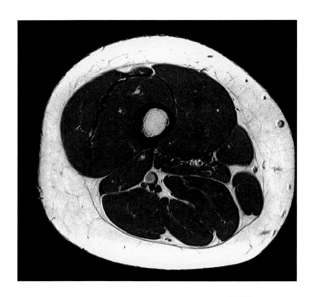

腹侧

外侧 □ 内侧

背侧

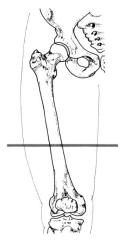

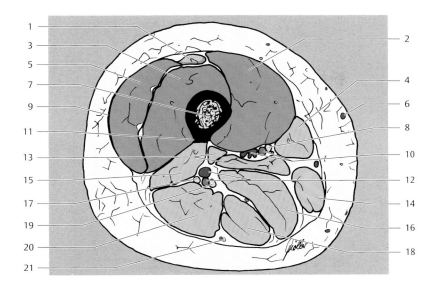

1	股直肌(和肌腱)
2	股内侧肌
3	股中间肌
4	缝匠肌
5	股外侧肌
6	大隐静脉
7	股骨
8	隐神经
9	髂胫束
10	股动脉与静脉
11	股骨嵴

12	股深动脉与静脉穿支
13	大收肌
14	股薄肌
15	股二头肌(短头)
16	半膜肌
17	腓总神经
18	半腱肌
19	胫神经
20	股二头肌(长头)
21	股后皮神经

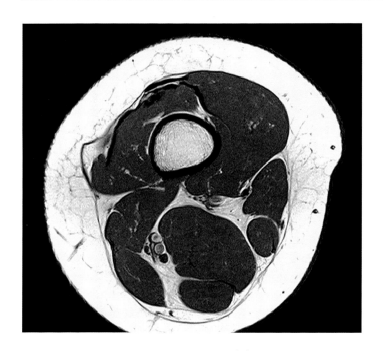

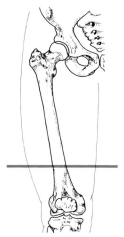

腹側

外側 □ 内側

背側

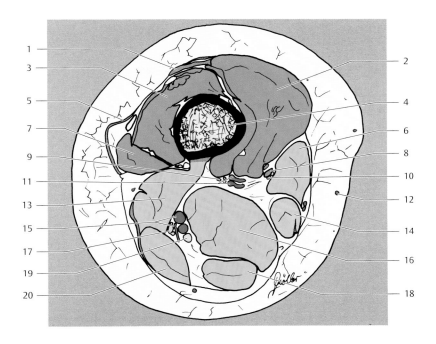

1	股直肌(肌腱)	11	股动脉与静脉
2	股内侧肌	12	大隐静脉
3	股中间肌	13	股二头肌(短头)
4	股骨	14	股薄肌
5	髂胫束	15	股深动脉与静脉穿支
6	缝匠肌	16	半膜肌
7	股外侧肌	17	腓总神经
8	大收肌(肌腱)	18	半腱肌
9	股神经肌支	19	胫神经
10	隐神经	20	股二头肌(长头)

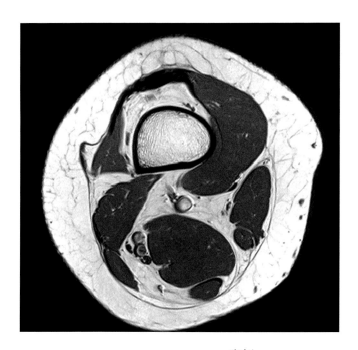

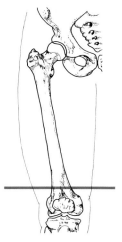

腹侧

外侧 □ 内侧

背侧

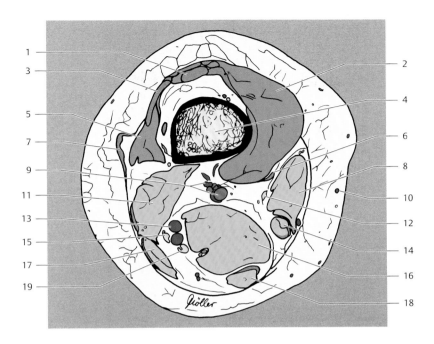

1	股直肌(肌腱)	11	股二头肌(短头)
2	股内侧肌	12	隐神经
3	股中间肌(和肌腱)	13	股深静脉穿支
4	股骨	14	股薄肌
5	股外侧肌	15	腓总神经
6	大收肌(肌腱)	16	半膜肌
7	髂胫束	17	股二头肌(长头)
8	缝匠肌	18	半腱肌
9	股动脉与静脉	19	胫神经
10	大隐静脉		

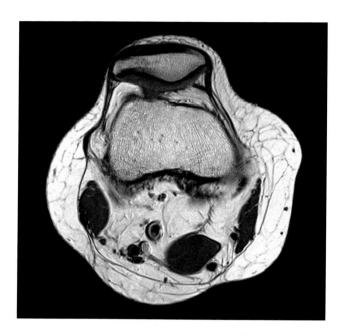

腹側

外側 □ 内側

背側

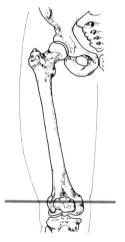

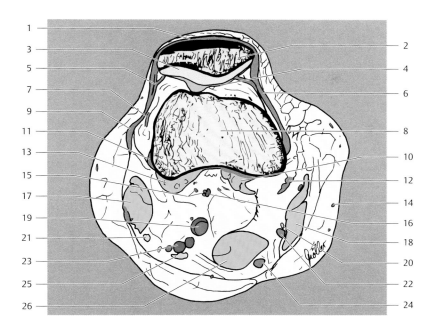

1	髌韧带	14	大隐静脉
2	髌骨	15	膝上外侧动脉与静脉
3	髌后软骨	16	膝上内侧动脉与静脉
4	髌股关节	17	股二头肌(和肌腱)
5	髌外侧支持带	18	缝匠肌
6	髌内侧支持带	19	腘动脉与静脉
7	股外侧肌(肌腱)	20	隐神经
8	股骨	21	腓总神经
9	髂胫束	22	股薄肌(肌腱)
10	腓肠肌(内侧头,肌腱)	23	股深动脉穿支(和静脉)
11	腘肌(肌腱)	24	半膜肌(肌腱)
12	大收肌(肌腱)	25	胫神经
13	腓肠肌(外侧头)	26	半腱肌

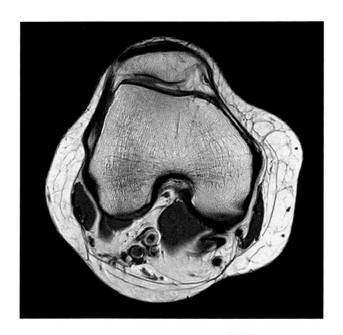

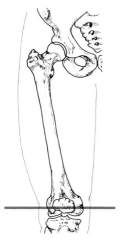

腹侧

外侧 ☐ 内侧

背侧

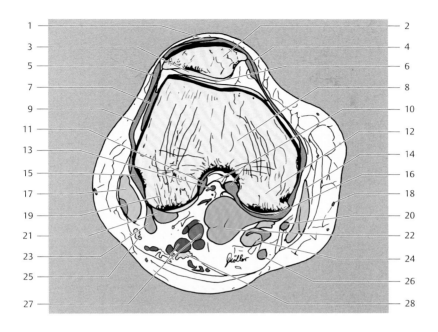

1 髌韧带	15 腘肌(肌腱)
2 髌骨	16 关节囊与腘斜韧带
3 髌后软骨	17 股二头肌(和肌腱)
4 髌内侧支持带	18 大隐静脉
5 髌外侧支持带	19 股骨外侧髁
6 髌股关节	20 股薄肌(肌腱)
7 外侧副韧带	21 跖肌
8 股骨	22 腓肠肌(内侧头)
9 髂胫束	23 腓肠肌(外侧头)
10 关节囊与后交叉韧带(附着处)	24 半膜肌(和肌腱)
11 前交叉韧带(附着处)	25 腓总神经
12 股骨内侧髁	26 半腱肌(肌腱)
13 膝中动脉	27 腘动脉与静脉
14 缝匠肌	28 胫神经

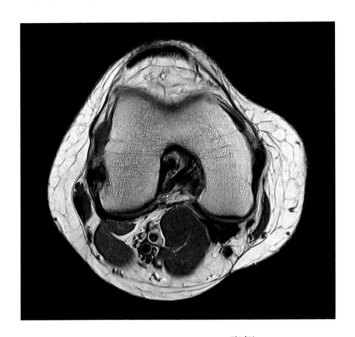

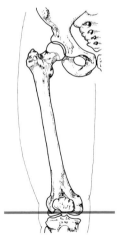

腹侧

外侧 □ 内侧

背侧

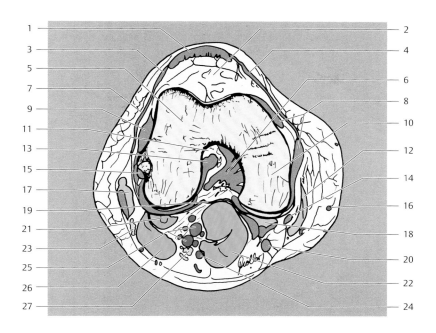

1	髌韧带	15	腘肌(肌腱)
2	髌下脂肪垫	16	大隐静脉
3	髌外侧支持带	17	股二头肌(和肌腱)
4	髌内侧支持带	18	半膜肌(和肌腱)
5	股骨外侧髁	19	腘斜韧带与关节囊
6	后交叉韧带	20	半腱肌(肌腱)
7	髂胫束	21	跖肌
8	内侧副韧带	22	腓肠肌(内侧头)
9	外侧副韧带	23	腓总神经
10	股骨内侧髁	24	腘静脉
11	髁间窝	25	腘动脉与静脉
12	缝匠肌	26	腓肠肌(外侧头)
13	前交叉韧带	27	胫神经
14	股薄肌(肌腱)		

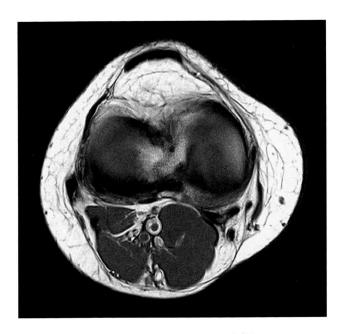

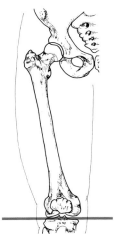

腹侧

外侧 □ 内侧

背侧

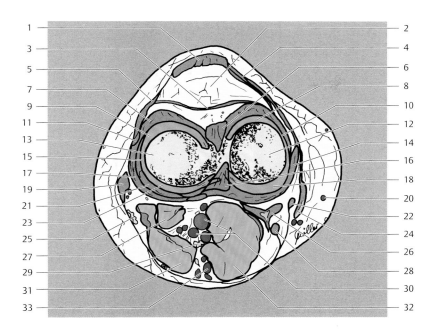

1	髌韧带	18 内侧半月板(后角)
2	髌下脂肪垫	19 股二头肌(肌腱)
3	髌横韧带	20 大隐静脉
4	髌内侧支持带	21 腘肌(肌腱)
5	髌外侧支持带	22 股薄肌(肌腱)
6	前交叉韧带	23 外侧半月板(后角)
7	关节囊	24 缝匠肌(和肌腱)
8	内侧半月板(前角)	25 腓总神经
9	外侧半月板(前角)	26 半膜肌(和肌腱)
10	内侧半月板(中间部)	27 跖肌
11	髂胫束	28 半腱肌(肌腱)
12	股内侧髁与关节软骨	29 胫神经
13	股外侧髁与关节软骨	30 腘动脉与静脉
14	内侧副韧带	31 腓肠肌(外侧头，肌腱)
15	外侧半月板(中间部)	32 腓肠肌(内侧头，肌腱)
16	后交叉韧带	33 腘静脉
17	外侧副韧带	

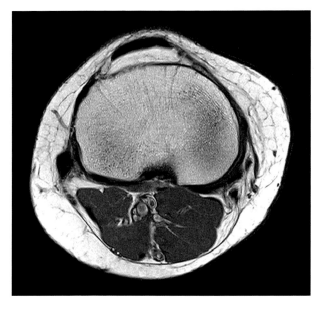

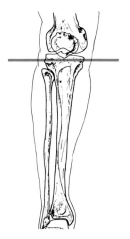

前側
腹側
外侧 □ 内侧
背側
后侧

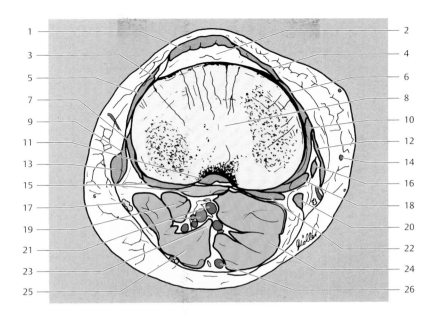

1	髌韧带	14	大隐静脉
2	髌下脂肪垫	15	腘肌(和肌腱)
3	髌外侧支持带	16	股薄肌(肌腱)
4	髌内侧支持带	17	腓总神经
5	髂胫束	18	半膜肌(和肌腱)
6	关节囊	19	跖肌
7	外侧副韧带	20	半腱肌(肌腱)
8	胫骨头	21	腘动脉与静脉
9	腓侧副韧带	22	腘斜韧带与关节囊
10	胫侧副韧带	23	胫神经
11	后交叉韧带	24	腓肠肌(内侧头,肌腱)
12	缝匠肌(肌腱)	25	腓肠肌(外侧头,肌腱)
13	股二头肌(肌腱)	26	腘静脉

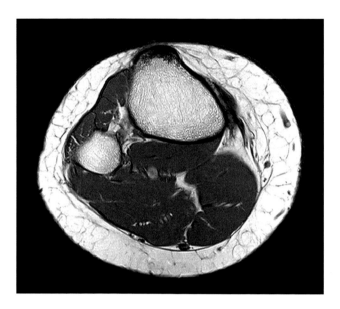

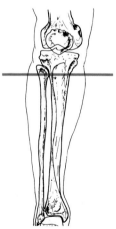

前侧

外侧 ☐ 内侧

后侧

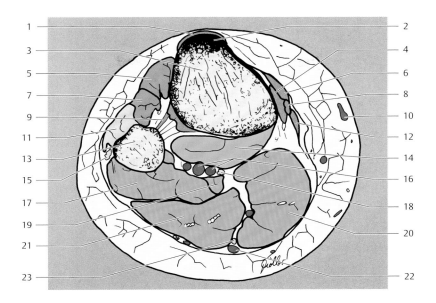

1	髌韧带	13	腓骨头
2	胫骨粗隆	14	腘肌
3	胫骨	15	腓总神经
4	髌内侧支持带	16	腘动脉与静脉
5	胫骨前肌	17	跖肌
6	缝匠肌（肌腱）	18	胫神经
7	趾长伸肌	19	比目鱼肌
8	股薄肌（肌腱）	20	腓肠肌（内侧头）
9	小腿骨间膜	21	腓肠肌（外侧头）
10	大隐静脉	22	腘静脉
11	腓骨长肌	23	腓肠内侧皮神经
12	半腱肌（肌腱）		

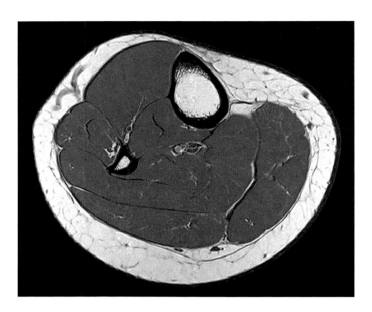

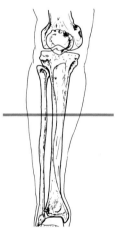

前侧

外侧 ☐ 内侧

后侧

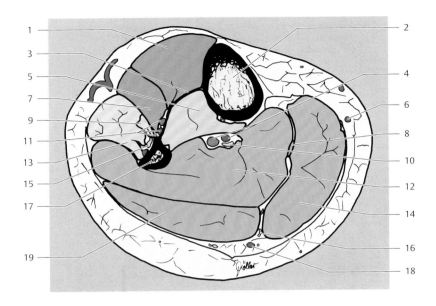

1　胫骨前肌	10　胫神经
2　胫骨	11　胫前动脉、静脉与腓深神经
3　小腿骨间膜	12　比目鱼肌
4　胫腓干(胫后动脉与静脉，腓动脉与静脉)	13　腓骨长肌
5　胫骨后肌	14　腓肠肌(内侧头)
6　大隐静脉	15　腓浅神经
7　趾长伸肌	16　腓肠内侧皮神经
8　跖肌(肌腱)	17　腓骨
9　腓骨短肌	18　小隐静脉
	19　腓肠肌(外侧头)

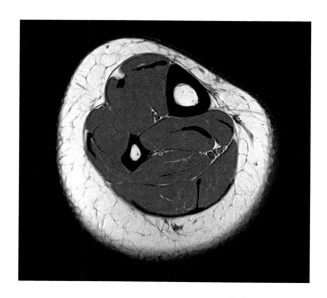

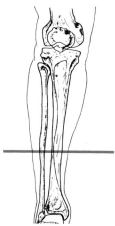

前侧

外侧 □ 内侧

后侧

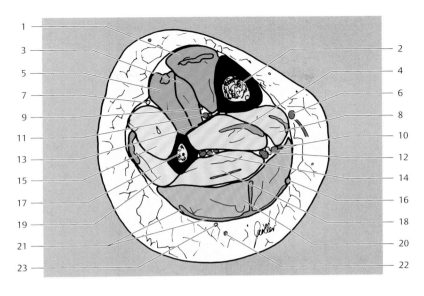

1	胫骨前肌 (和肌腱)	13	小腿骨间膜
2	胫骨	14	腓动脉与静脉
3	跗长伸肌	15	腓骨短肌
4	胫骨后肌	16	跖肌 (肌腱)
5	趾长伸肌 (和肌腱)	17	腓骨
6	大隐静脉	18	跗长屈肌
7	腓浅神经	19	腓骨长肌 (和肌腱)
8	趾长屈肌 (和肌腱)	20	比目鱼肌
9	腓深神经	21	腓肠肌 (肌腱)
10	胫后动脉与静脉	22	小隐静脉
11	胫前动脉与静脉	23	腓肠内侧皮神经
12	胫神经		

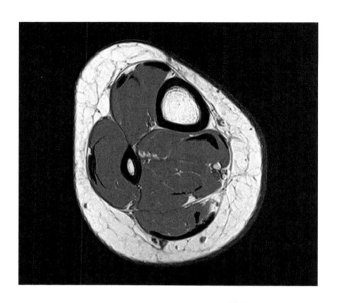

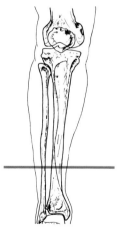

前侧

外侧 □ 内侧

后侧

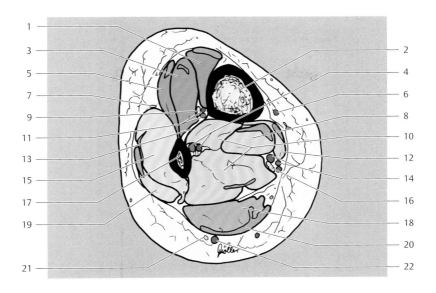

1	胫骨前肌(和肌腱)	12	趾长屈肌(和肌腱)
2	胫骨	13	小腿骨间膜
3	姆长伸肌	14	胫后动脉与静脉
4	腓动脉与静脉	15	腓骨短肌
5	趾长伸肌(和肌腱)	16	胫神经
6	大隐静脉	17	腓骨
7	腓浅神经	18	比目鱼肌
8	胫骨后肌(和肌腱)	19	腓骨长肌(和肌腱)
9	腓深神经	20	腓肠肌(肌腱和跖肌腱)
10	姆长屈肌	21	腓肠神经
11	胫前动脉与静脉	22	小隐静脉

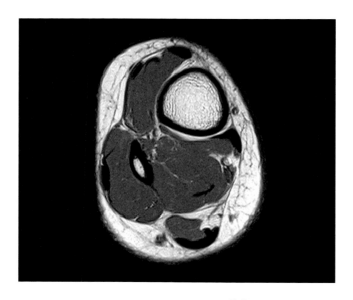

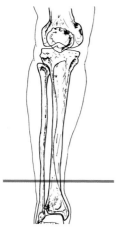

前侧

外侧 □ 内侧

后侧

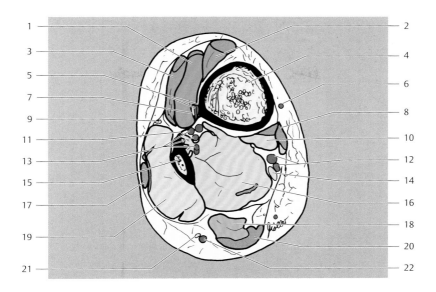

1	踇长伸肌(和肌腱)	12	胫后动脉与静脉
2	胫骨前肌(和肌腱)	13	腓动脉与静脉
3	趾长伸肌(和肌腱)	14	胫神经
4	胫骨	15	腓骨
5	胫前动脉与静脉	16	踇长屈肌
6	大隐静脉	17	腓骨长肌(肌腱)
7	腓深神经	18	比目鱼肌
8	趾长屈肌(和肌腱)	19	腓骨短肌
9	腓浅神经	20	腓肠肌(肌腱和跖肌腱)
10	胫骨后肌(和肌腱)	21	腓肠神经
11	小腿骨间膜	22	小隐静脉

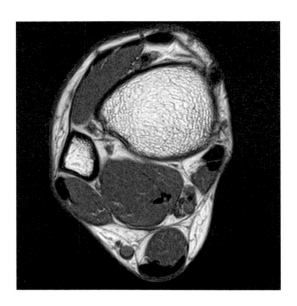

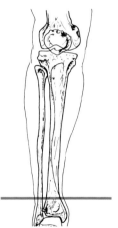

前侧

外侧 ☐ 内侧

后侧

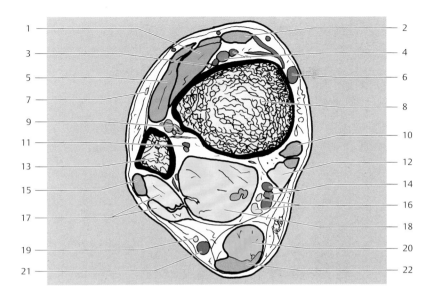

1	姆长伸肌(和肌腱)	12	趾长屈肌(和肌腱)
2	胫骨前肌(肌腱)	13	腓骨
3	腓深神经	14	胫后动脉与静脉
4	胫前动脉与静脉	15	腓骨长肌(肌腱)
5	趾长伸肌(和肌腱)	16	胫神经
6	大隐静脉	17	腓骨短肌
7	腓浅神经	18	姆长屈肌
8	胫骨	19	腓肠神经
9	小腿骨间膜	20	比目鱼肌
10	胫骨后肌(肌腱)	21	小隐静脉
11	腓动脉与静脉	22	小腿三头肌肌腱与跖肌

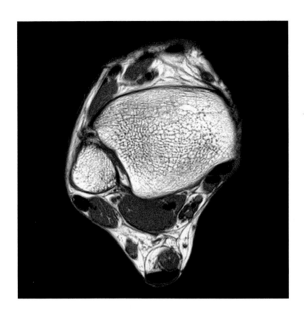

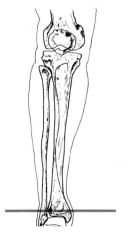

前侧

外侧 □ 内侧

后侧

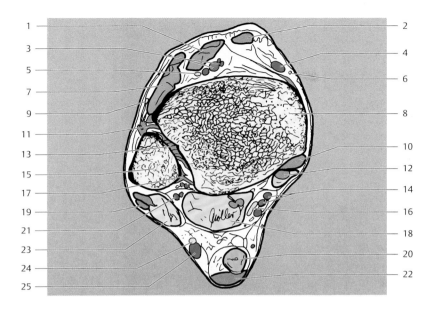

1	踇长伸肌(和肌腱)	14	胫后动脉与静脉
2	胫骨前肌(肌腱)	15	腓骨
3	胫前动脉与静脉	16	胫神经
4	大隐静脉	17	胫腓后韧带
5	腓深神经	18	踇长屈肌(和肌腱)
6	隐神经	19	腓骨长肌(肌腱)
7	趾长伸肌(和肌腱)	20	比目鱼肌
8	胫骨	21	腓动脉与静脉
9	腓浅神经	22	小腿三头肌肌腱与跖肌
10	胫骨后肌(肌腱)	23	腓骨短肌(和肌腱)
11	胫腓前韧带	24	腓肠神经
12	趾长屈肌(和肌腱)	25	小隐静脉
13	下胫腓关节		

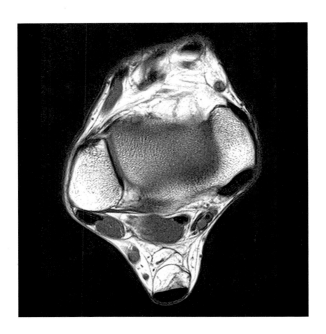

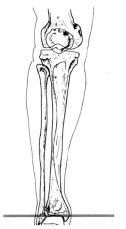

前侧

外侧 ☐ 内侧

后侧

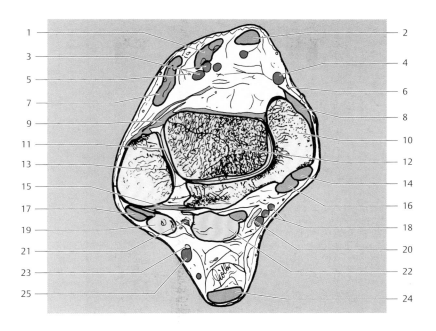

1	蹬长伸肌(和肌腱)
2	胫骨前肌(肌腱)
3	胫前动脉与静脉
4	大隐静脉
5	腓深神经
6	隐神经
7	趾长伸肌(和肌腱)
8	三角韧带(胫舟部与胫距前部)
9	胫腓前韧带
10	内踝(胫骨)
11	胫腓连结
12	踝关节
13	外踝(腓骨)
14	胫骨后肌(肌腱)
15	胫腓后韧带
16	趾长屈肌(肌腱)
17	腓骨长肌(肌腱)
18	胫后动脉与静脉
19	腓骨短肌(和肌腱)
20	胫神经
21	腓动脉与静脉
22	蹬长屈肌(和肌腱)
23	腓肠神经
24	小腿三头肌肌腱与跖肌
25	小隐静脉

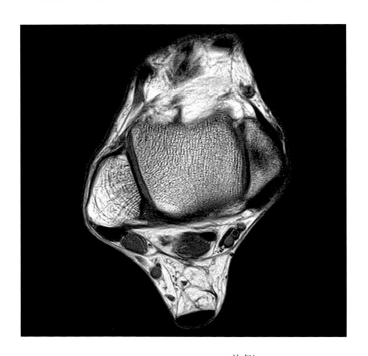

前侧

外侧 □ 内侧

后侧

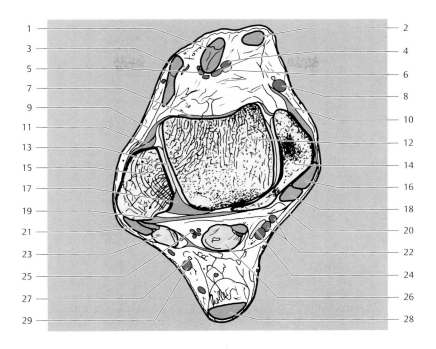

1	踇长伸肌(肌腱)	15	外踝(腓骨)
2	胫骨前肌(肌腱)	16	胫骨后肌(肌腱)
3	趾长伸肌(肌腱)	17	距腓后韧带
4	足背动脉(和静脉)	18	趾长屈肌(肌腱)
5	跗外侧动脉	19	胫腓后韧带
6	腓深神经	20	屈肌支持带
7	距舟背侧韧带与关节囊	21	腓骨长肌(肌腱)
8	大隐静脉	22	胫后动脉与静脉
9	伸肌支持带	23	腓骨短肌(和肌腱)
10	三角韧带(胫舟部与胫距前部)	24	胫神经
11	距腓前韧带	25	腓动脉与静脉
12	距骨	26	踇长屈肌(和肌腱)
13	踝关节	27	腓肠神经
14	内踝(胫骨)	28	跟腱
		29	小隐静脉

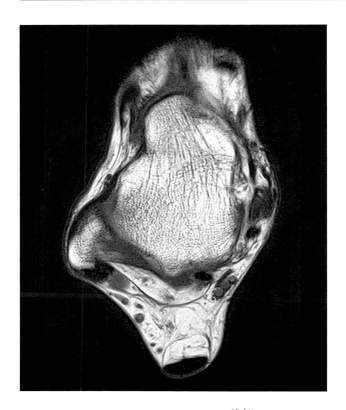

前侧

外侧 ☐ 内侧

后侧

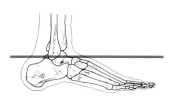

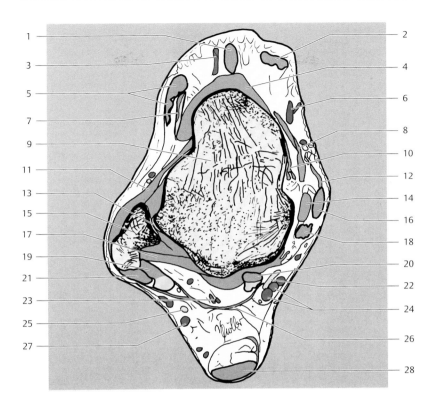

1	跗长伸肌(肌腱)
2	胫骨前肌(肌腱)
3	足背动脉
4	距舟背侧韧带
5	趾长伸肌(和肌腱)
6	大隐静脉
7	趾短伸肌(和肌腱)
8	三角韧带(胫舟部)
9	距骨
10	三角韧带(胫距前部)
11	距腓前韧带
12	屈肌支持带
13	踝关节
14	三角韧带(胫距后部)
15	外踝(腓骨)
16	胫骨后肌(肌腱)
17	距腓后韧带
18	趾长屈肌(肌腱)
19	腓骨短肌(和肌腱)
20	跗长屈肌(和肌腱)
21	腓骨长肌(肌腱)
22	胫神经
23	腓动脉与静脉
24	胫后动脉与静脉
25	腓肠神经
26	腓骨肌上支持带
27	小隐静脉
28	跟腱

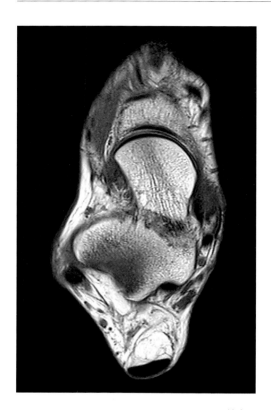

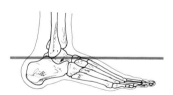

前侧

外侧 □ 内侧

后侧

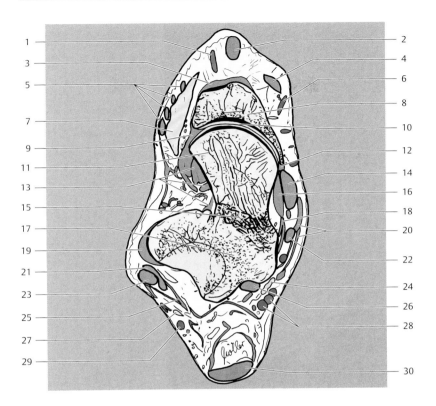

1	足背动脉
2	姆长伸肌(肌腱)
3	跗骨背侧韧带
4	胫骨前肌(肌腱)
5	趾长伸肌(肌腱)
6	大隐静脉
7	趾短伸肌
8	舟骨
9	距舟背侧韧带
10	距舟关节
11	距骨头
12	三角韧带(胫舟部)
13	距跟骨间韧带
14	胫骨后肌(肌腱)
15	距骨颈
16	三角韧带(胫跟部)
17	距骨(体)
18	三角韧带(胫距后部)
19	跟腓韧带
20	屈肌支持带
21	腓骨短肌(肌腱)
22	趾长屈肌(肌腱)
23	腓骨长肌(肌腱)
24	胫神经
25	腓骨肌上支持带
26	姆长屈肌(肌腱)
27	腓肠神经
28	胫后动脉与静脉
29	小隐静脉
30	跟腱

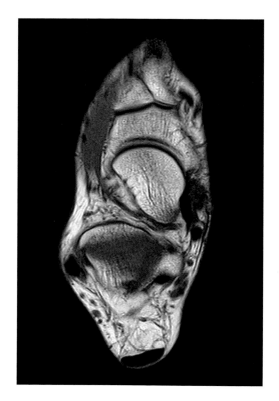

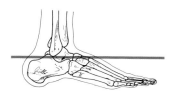

1　足背动脉
2　跛长伸肌(肌腱)
3　中间楔骨
4　内侧楔骨
5　趾长伸肌(肌腱)

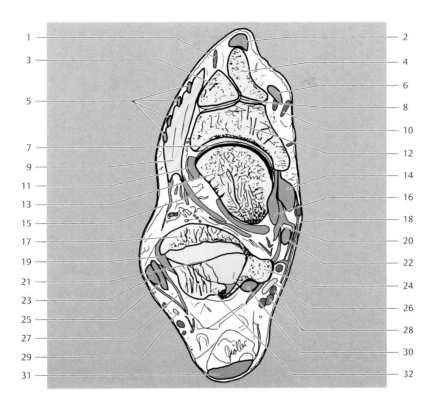

6	胫骨前肌(肌腱)
7	距舟关节
8	楔舟关节
9	趾短伸肌
10	大隐静脉
11	分歧韧带
12	舟骨
13	距骨(头)
14	胫骨后肌(肌腱)
15	距跟骨间韧带
16	三角韧带(胫跟部与胫舟部)
17	距骨(体)
18	屈肌支持带
19	跟腓韧带
20	距跟韧带(内侧)
21	距下(距跟)关节
22	趾长屈肌(肌腱)
23	腓骨长肌(肌腱)
24	距骨(后突)
25	腓骨短肌(肌腱)
26	胫神经
27	腓骨肌支持带
28	胫后动脉与静脉
29	背外侧皮神经
30	踇长屈肌(肌腱)
31	跟腱
32	跟骨

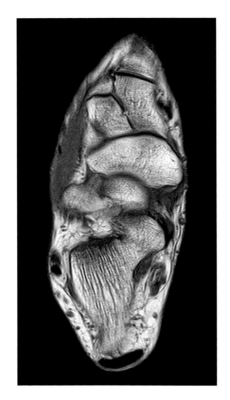

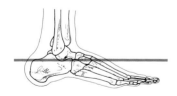

前側

外侧 ☐ 内侧

后側

1	踇长伸肌(肌腱)
2	第 1 跖骨(基底部)
3	足背动脉
4	第 1 跗跖关节
5	第 2 跖骨(基底部)

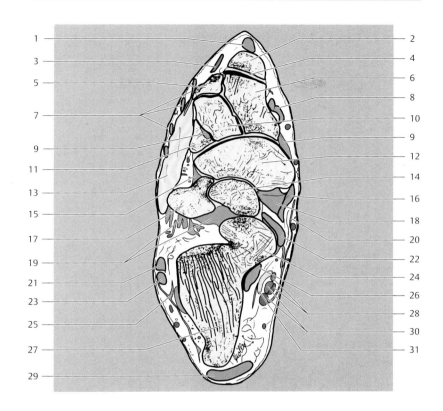

6	内侧楔骨	19 距跟骨间韧带
7	趾长伸肌(肌腱)	20 屈肌支持带
8	胫骨前肌(肌腱)	21 腓骨短肌(肌腱)
9	跗骨背侧韧带	22 趾长屈肌(肌腱)
10	中间楔骨	23 腓骨长肌(肌腱)
11	外侧楔骨	24 跟骨
12	舟骨	25 腓骨肌支持带
13	趾短伸肌	26 蹞长屈肌(肌腱)
14	距骨(头)	27 跟骨结节
15	分歧韧带	28 足底内侧动脉与静脉
16	三角韧带(胫舟部)	29 跟腱
17	跟骨	30 足底外侧动脉与静脉
18	胫骨后肌(肌腱)	31 胫神经

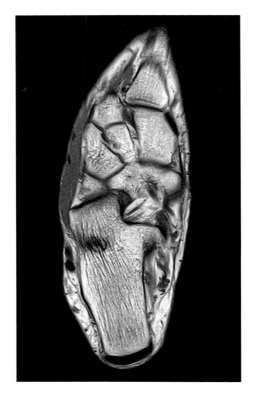

前侧

外侧 □ 内侧

后侧

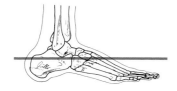

1	踇长伸肌(肌腱)
2	第 1 跖骨(基底部)
3	足背动脉
4	第 2 跖骨(基底部)
5	骨间背侧肌

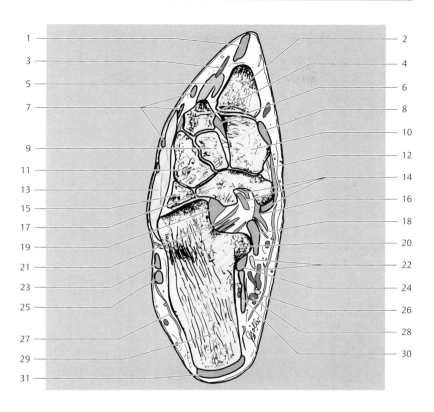

6 楔跖骨间韧带
7 趾长伸肌(肌腱)
8 胫骨前肌(肌腱)
9 中间楔骨
10 内侧楔骨
11 外侧楔骨
12 跗骨背侧韧带
13 趾短伸肌
14 胫骨后肌(肌腱)
15 骰骨
16 跟舟足底韧带
17 舟骨
18 趾长屈肌(肌腱)

19 跟舟足底韧带
20 跟骨
21 足底长韧带
22 足底内侧动脉、静脉与神经
23 腓骨短肌(肌腱)
24 踇长屈肌(肌腱)
25 腓骨长肌(肌腱)
26 屈肌支持带
27 腓骨肌支持带
28 足底外侧动脉与静脉
29 跟骨结节
30 足底方肌
31 跟腱

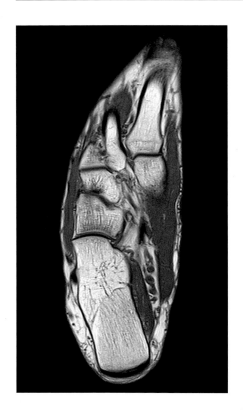

前侧

外侧 □ 内侧

后侧

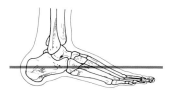

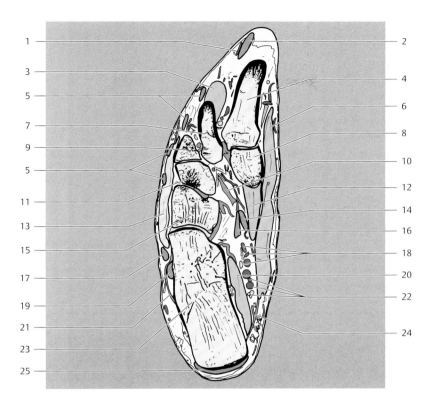

1	足背动脉
2	跗长伸肌(肌腱)
3	骨间背侧肌
4	第1跖骨(基底部)
5	趾长伸肌(肌腱)
6	跗展肌
7	第2跖骨(基底部)
8	中间楔骨
9	第3跖骨(基底部)
10	胫骨后肌(肌腱)
11	外侧楔骨
12	跗短屈肌
13	趾短伸肌
14	跗长屈肌(肌腱)
15	骰骨
16	趾长屈肌(肌腱)
17	腓骨短肌(肌腱)
18	足底内侧动脉、静脉与神经
19	腓骨长肌(肌腱)
20	足底方肌
21	腓骨下支持带
22	足底外侧动脉、静脉与神经
23	跟骨
24	屈肌支持带
25	跟腱(附着处)

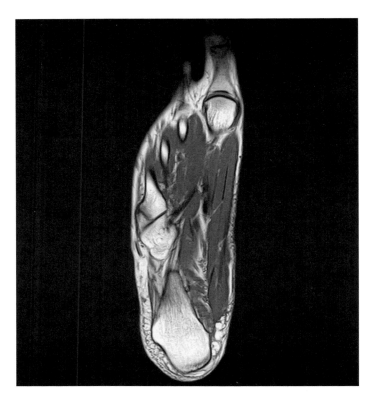

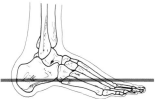

前侧

外侧 □ 内侧

后侧

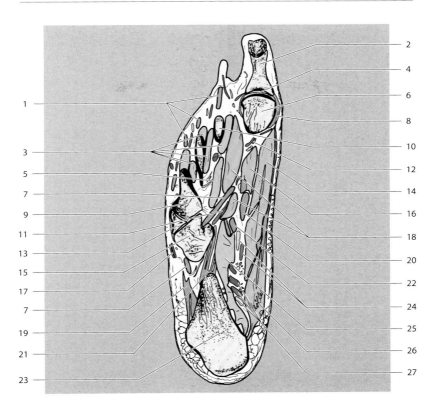

1	趾长伸肌(肌腱)	15	骰骨
2	第 1 近节趾骨	16	踇短屈肌(外侧头)
3	骨间背侧肌与骨间足底肌	17	第 5 趾足底动脉、静脉与神经
4	掌趾关节	18	踇短收肌
5	踇收肌(斜头)	19	小趾展肌
6	第 1 跖骨(头)	20	踇长屈肌(肌腱)
7	腓骨长肌(肌腱)	21	足底长韧带
8	关节囊	22	趾长屈肌(肌腱)
9	第 4 跖骨(基底部)	23	跟骨结节
10	第 2 跖骨	24	足底内侧动脉与神经
11	足弓	25	足底方肌
12	跖底动脉、静脉与神经	26	踇展肌
13	外侧楔骨	27	足底外侧动脉、静脉与神经
14	踇短屈肌(内侧头)		

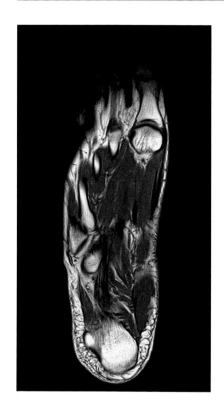

前侧

外侧 ☐ 内侧

后侧

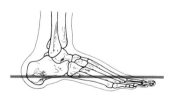

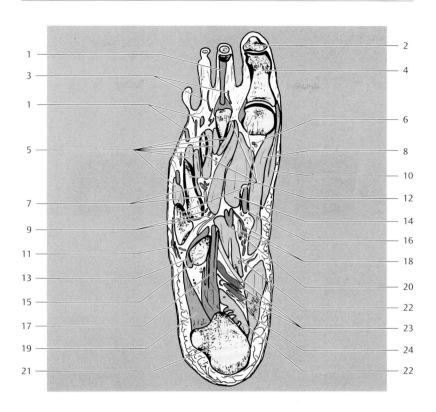

1	趾长伸肌(肌腱)	12	跖骨
2	第1远节趾骨	13	腓侧长肌(肌腱)
3	趾足底固有动脉	14	姆短屈肌(外侧头)
4	第1近节趾骨	15	骰骨
5	骨间背侧肌与骨间足底肌	16	姆长屈肌(肌腱)
6	足心动脉和足底内侧神经	17	足底长韧带
7	足底外侧动脉、静脉与神经(浅支)	18	足底内侧动脉、静脉与神经
8	姆短屈肌(内侧头)	19	小趾展肌
9	足底外侧动脉与静脉(深支)	20	趾长屈肌(肌腱)
10	姆展肌(肌腱)	21	跟骨结节
11	第5趾足底固有动脉、静脉与神经	22	足底方肌
		23	足底外侧动脉、静脉与神经
		24	姆展肌

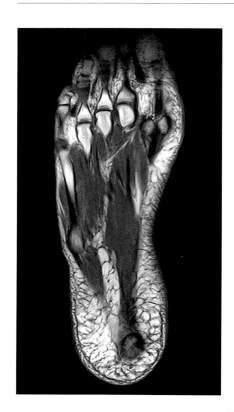

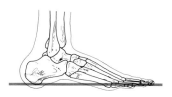

前侧

外侧 □ 内侧

后侧

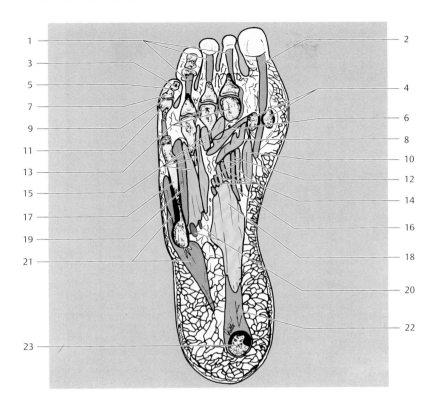

1	趾屈肌（肌腱）	13	跖骨（头）
2	蹞长屈肌（肌腱）	14	蚓状肌
3	第 5 远节趾骨	15	骨间背侧肌与骨间足底肌
4	籽骨	16	足底内侧动脉、静脉与神经
5	第 5 远端趾骨间关节（DIP）		（深支）
6	蹞收肌（横头）	17	第 5 跖骨
7	第 5 中节趾骨	18	趾短屈肌
8	蹞收肌（斜头）	19	小趾短屈肌
9	第 5 近端趾骨间关节（PIP）	20	足底外侧动脉与静脉
10	蹞短屈肌	21	小趾展肌
11	第 5 近节趾骨	22	足底腱膜
12	趾长屈肌（肌腱）	23	跟骨结节

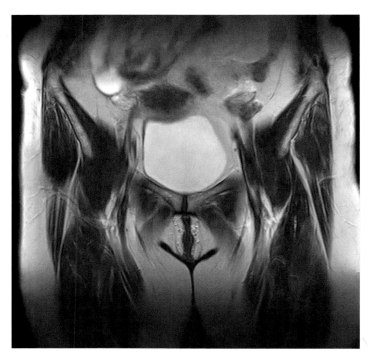

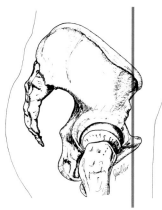

头侧
（近侧）

右侧 ☐ 左侧

尾侧
（远侧）

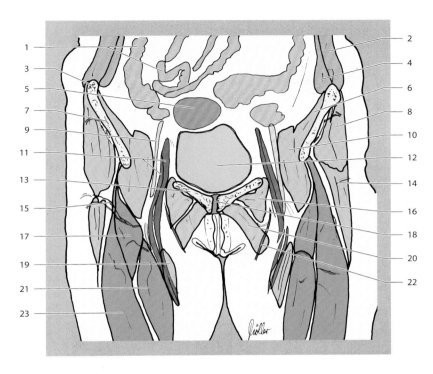

1	小肠
2	腹外斜肌与腹内斜肌
3	髂前上棘
4	腹横肌
5	子宫
6	髂肌
7	髂骨
8	臀中肌
9	股神经
10	髂腰肌
11	股动脉与静脉
12	膀胱

13	耻骨
14	阔筋膜张肌
15	旋股外侧动脉(升支)
16	耻骨肌
17	股直肌
18	耻骨联合
19	缝匠肌
20	长收肌
21	股内侧肌
22	大隐静脉
23	股外侧肌

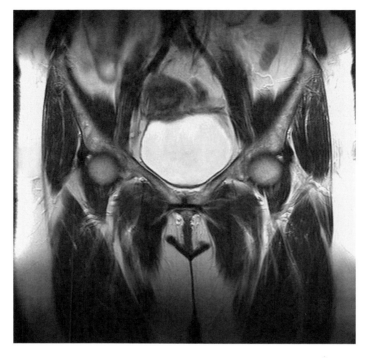

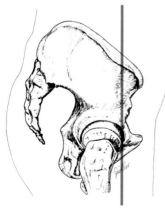

头侧
(近侧)

右侧 ☐ 左侧

尾侧
(远侧)

1	下腔静脉
2	腹主动脉(分叉)
3	小肠
4	腹内斜肌
5	髂总动脉(右)
6	腹横肌

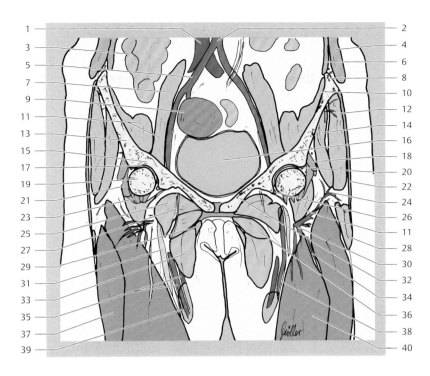

7	腰大肌	24	旋股外侧动脉(升支)
8	髂前上棘	25	耻骨肌
9	子宫	26	盂唇下缘
10	髂肌	27	闭孔神经
11	髂腰肌	28	阔筋膜张肌
12	臀中肌	29	股薄肌
13	髂骨	30	股深动脉
14	臀小肌	31	股神经
15	髋臼顶	32	耻骨
16	膀胱	33	长收肌
17	髋关节	34	旋股外侧动脉(降支)
18	股直肌(肌腱)	35	股动脉与静脉(浅支)
19	股骨头	36	短收肌
20	盂唇上缘	37	股外侧肌
21	髂股韧带(横部)	38	隐神经
22	髂胫束	39	缝匠肌
23	髂股韧带(降部)	40	股中间肌

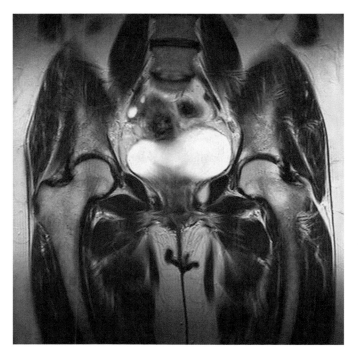

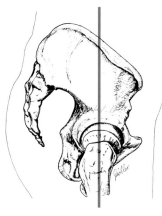

头侧
（近侧）

右侧　☐　左侧

尾侧
（远侧）

1	腹外斜肌与腹内斜肌
2	第 4 腰椎
3	腰大肌
4	髂前上棘
5	髂肌
6	骶丛与髂内动脉、静脉（左）

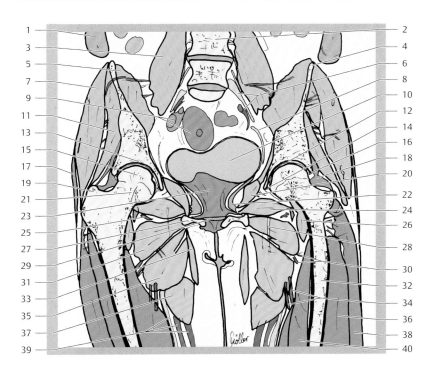

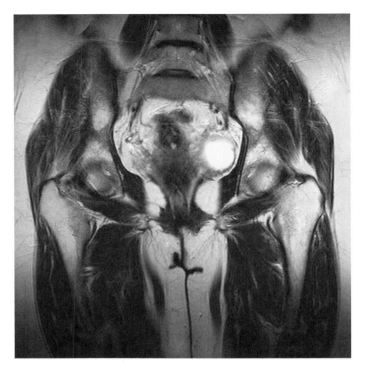

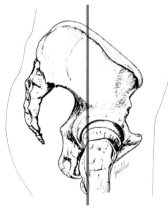

头侧
（近侧）

右侧 □ 左侧

尾侧
（远侧）

1	腰丛
2	腰大肌
3	髂嵴
4	臀上动脉与静脉
5	髂肌

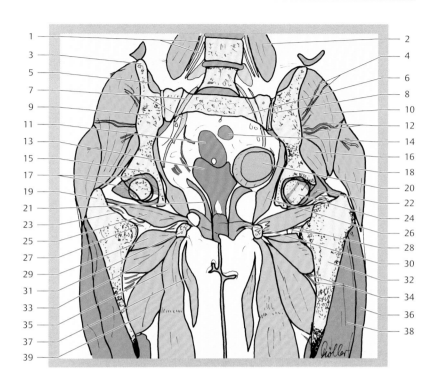

6	骶骨	23	转子间嵴
7	骶丛	24	股骨头
8	骶髂关节	25	闭孔外肌
9	髂骨	26	闭孔内肌
10	臀中肌	27	小转子
11	子宫	28	旋股内侧动脉与静脉
12	臀下动脉与静脉	29	小收肌
13	阴道	30	会阴深横肌
14	乙状结肠	31	耻骨(下支)
15	髋臼顶	32	股骨(干)
16	臀小肌	33	短收肌
17	轮匝带	34	股深动脉与静脉
18	臀大肌	35	大收肌
19	大转子	36	股外侧肌
20	膀胱	37	股薄肌
21	肛提肌	38	股中间肌
22	坐股韧带	39	短收肌

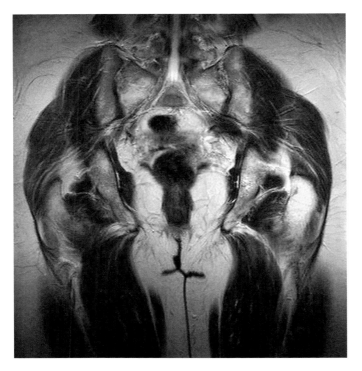

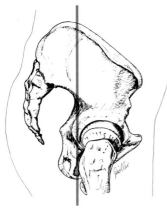

头侧
(近侧)

右侧 □ 左侧

尾侧
(远侧)

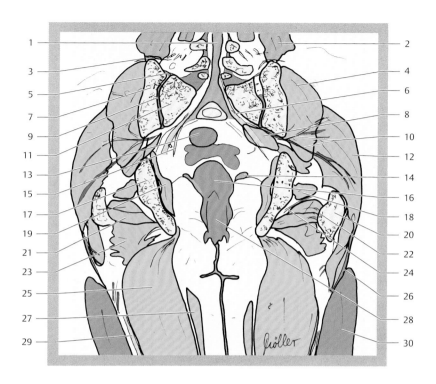

1	椎管	16	子宫
2	腹内斜肌与腹外斜肌	17	坐骨
3	臀上皮神经	18	上孖肌
4	臀中肌	19	闭孔内肌
5	骶髂韧带	20	大转子
6	坐骨神经	21	下孖肌
7	髂骨	22	转子间嵴
8	梨状肌	23	股方肌
9	骶髂关节	24	肌神经
10	臀下动脉、静脉与神经	25	大收肌
11	骶骨(侧块)	26	髂胫束
12	臀大肌	27	股薄肌
13	乙状结肠	28	阴道
14	肛提肌	29	坐骨神经
15	阴部神经	30	股外侧肌

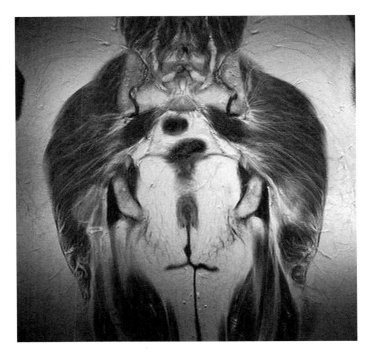

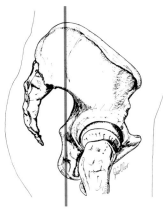

头侧
（近侧）

右侧 ☐ 左侧

尾侧
（远侧）

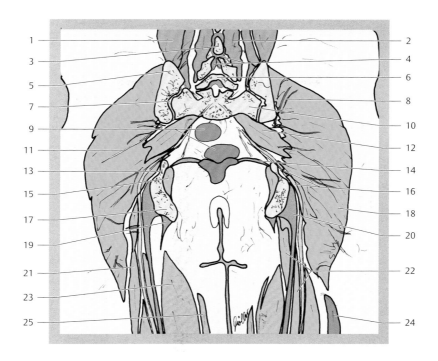

1	腰髂肋肌
2	多裂肌
3	棘突
4	棘间韧带
5	髂骨
6	椎弓
7	骶髂关节
8	臀上动脉、静脉与神经
9	直肠
10	骶骨（侧块）
11	臀下动脉、静脉与神经
12	梨状肌
13	坐骨棘
14	肛提肌
15	闭孔内肌
16	坐骨神经
17	坐骨结节
18	臀大肌
19	大收肌（附着处）
20	半腱肌与股二头肌（联合腱附着处）
21	股二头肌（长头）
22	半腱肌
23	大收肌
24	股外侧肌
25	股薄肌

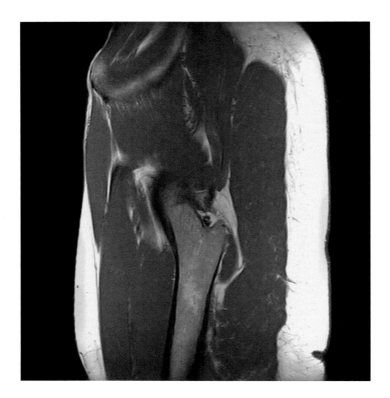

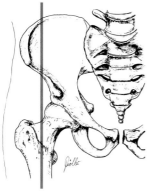

近侧

腹侧 □ 背侧

远侧

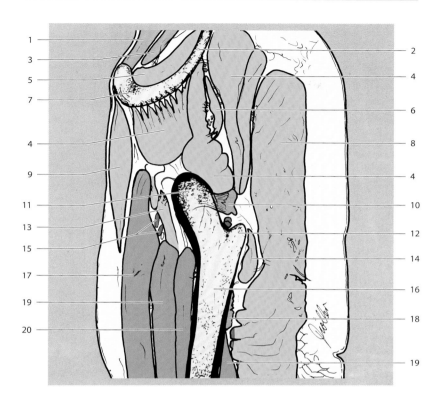

1	腹外斜肌与腹内斜肌
2	髂骨(翼)
3	腹横肌
4	臀中肌
5	髂腰肌
6	臀小肌
7	髂前上棘
8	臀大肌
9	缝匠肌
10	闭孔内肌与孖肌
11	股骨(颈)
12	大转子
13	髂腰肌
14	股方肌
15	旋股外动脉与静脉
16	股骨(干)
17	股直肌
18	大收肌(肌腱附着处)
19	股中间肌
20	股内侧肌

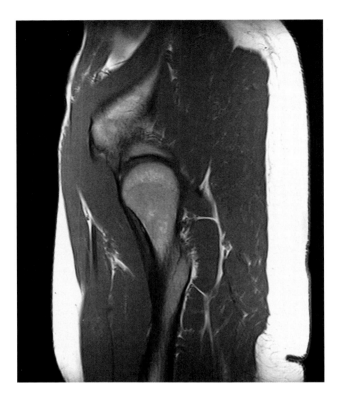

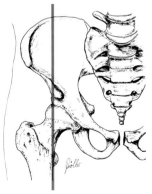

近侧

腹侧 □ 背侧

远侧

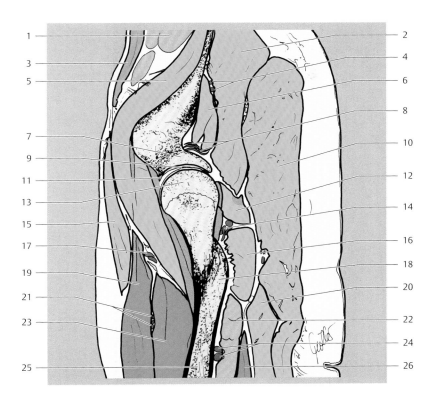

1	小肠	14	旋股内侧动脉
2	臀中肌	15	缝匠肌
3	腹直肌	16	股方肌
4	臀上动脉与静脉	17	旋股外侧动脉(升支)
5	髂腰肌	18	小转子
6	臀小肌	19	股直肌
7	髂骨(髋臼顶)	20	股二头肌(长头)
8	旋髂浅动脉	21	旋股外侧动脉(降支)
9	髋关节	22	大收肌
10	臀大肌	23	股中间肌
11	盂唇上缘	24	穿动脉与静脉
12	闭孔内肌与孖肌	25	股骨(干)
13	股骨(头)	26	股外侧肌

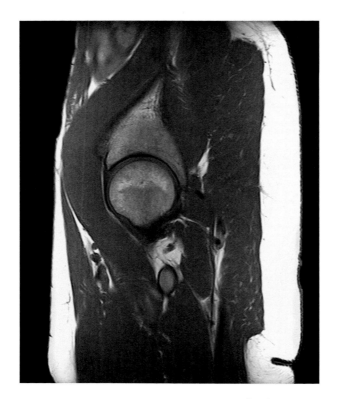

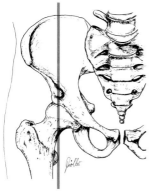

近侧

腹侧 □ 背侧

远侧

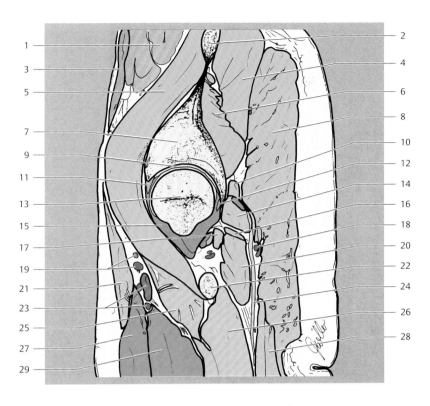

1	小肠
2	髂骨
3	腹直肌
4	臀中肌
5	髂腰肌
6	臀小肌
7	髂骨(髋臼顶)
8	臀大肌
9	髋关节
10	梨状肌
11	盂唇上缘
12	盂唇下缘
13	股骨(头)
14	闭孔内肌与孖肌
15	关节囊
16	小收肌
17	闭孔外肌
18	臀下动脉与静脉
19	旋股外侧动脉与静脉（升支）
20	股方肌
21	缝匠肌
22	小转子
23	旋股外侧动脉与静脉（降支）
24	坐骨神经
25	耻骨肌
26	大收肌
27	股直肌
28	股二头肌
29	股内侧肌

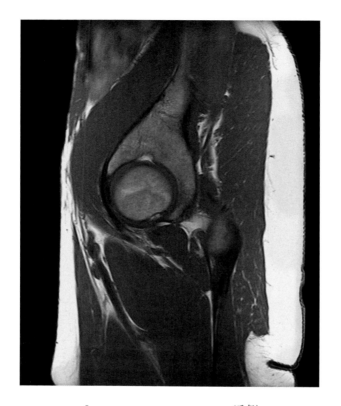

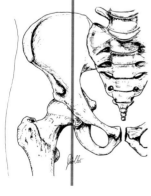

近侧

腹侧 ☐ 背侧

远侧

1	小肠
2	臀中肌
3	腹直肌
4	髂骨
5	髂腰肌

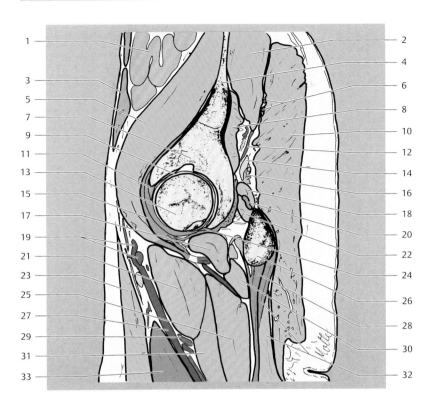

6	臀上动脉、静脉与神经	20	闭孔内肌(肌腱)
7	髂骨(髋臼顶)	21	耻骨肌
8	臀小肌	22	下孖肌
9	髋关节	23	缝匠肌
10	臀大肌	24	盂唇下缘
11	盂唇上缘	25	大收肌
12	臀上动脉、静脉与臀下神经	26	坐骨
13	股骨(头)	27	股深动脉与静脉
14	坐骨神经	28	半膜肌与半腱肌(肌腱附着
15	关节囊		处)
16	梨状肌	29	穿动脉
17	闭孔外肌	30	股方肌
18	闭孔内肌与孖肌	31	短收肌
19	旋股外侧动脉与静脉(升	32	股二头肌(和肌腱)
	支)	33	股内侧肌

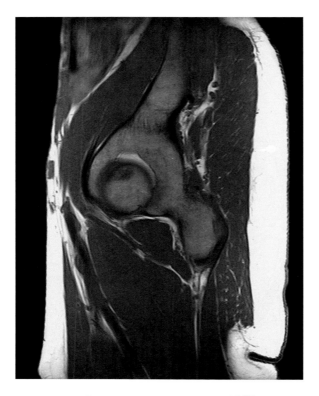

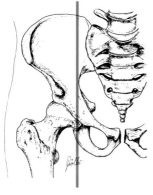

近侧

腹侧 ☐ 背侧

远侧

1	小肠
2	臀中肌
3	髂骨

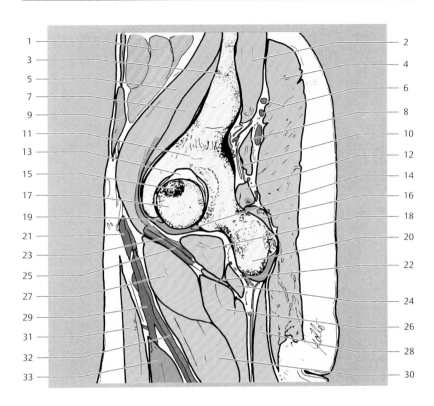

4	臀大肌	19	盂唇上缘
5	腰大肌	20	坐骨
6	臀上动脉、静脉与神经	21	旋股外侧动脉与静脉
7	髂肌	22	小收肌
8	梨状肌	23	髂股韧带
9	腹直肌	24	股方肌
10	坐骨神经	25	旋股外侧动脉
11	髂骨（髋臼顶）	26	大收肌
12	上孖肌	27	耻骨肌
13	髋臼窝	28	股二头肌
14	盂唇下缘	29	股浅动脉与静脉
15	股骨头凹	30	短收肌
16	下孖肌	31	缝匠肌
17	股骨（头）	32	股深动脉与静脉
18	闭孔外肌	33	股内侧肌

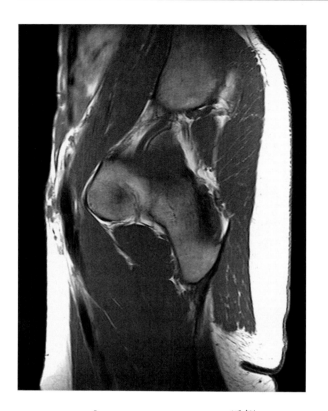

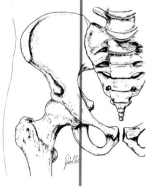

近侧

腹侧 ☐ 背侧

远侧

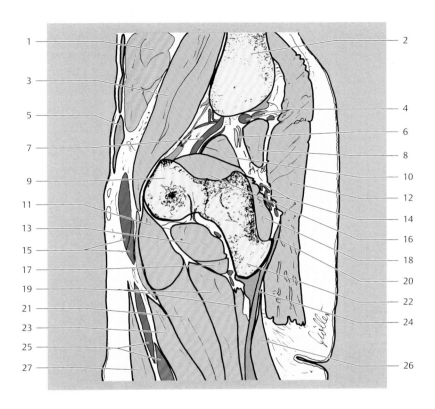

1	小肠	15	股动脉与静脉
2	髂骨	16	闭孔内肌
3	髂腰肌	17	小收肌
4	臀上动脉、静脉与神经	18	下孖肌
5	腹直肌	19	大收肌
6	坐骨神经	20	骶结节韧带
7	髂内动脉与静脉	21	短收肌
8	梨状肌	22	坐骨结节
9	髂骨	23	长收肌
10	上孖肌	24	股二头肌(总腱)
11	耻骨肌	25	股浅动脉与静脉
12	臀大肌	26	股二头肌
13	闭孔外肌	27	缝匠肌
14	臀下动脉与静脉		

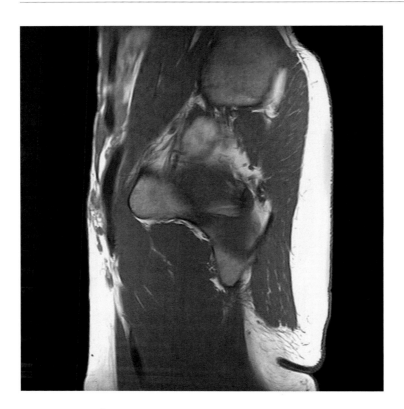

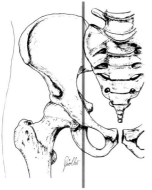

近侧

腹侧 ☐ 背侧

远侧

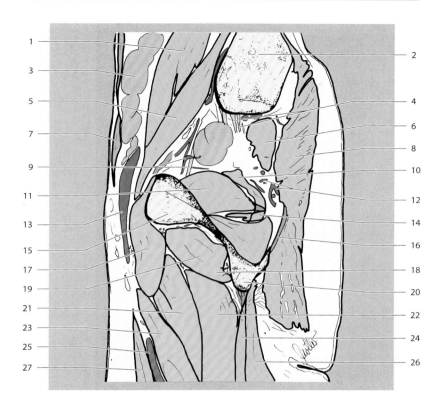

1	腰大肌
2	髂骨(翼)
3	小肠(回肠)
4	骶丛
5	髂肌
6	梨状肌
7	腹直肌
8	臀大肌
9	闭孔动脉与神经
10	上孖肌
11	闭孔内肌
12	臀上动脉、静脉与臀下神经
13	股动脉与静脉
14	下孖肌
15	耻骨
16	骶结节韧带
17	耻骨肌
18	小收肌
19	闭孔外肌
20	坐骨结节
21	短收肌
22	大收肌
23	长收肌
24	半膜肌
25	股浅动脉
26	半腱肌
27	缝匠肌

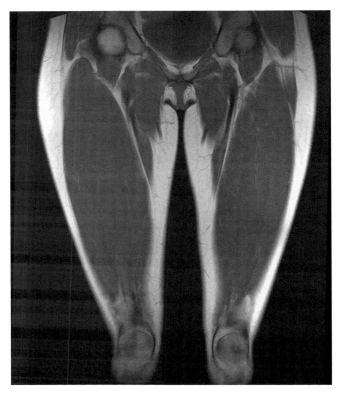

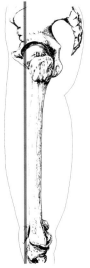

头侧

□

远侧

1	臀小肌
2	臀中肌
3	髋臼顶
4	髂股韧带
5	盂唇上缘

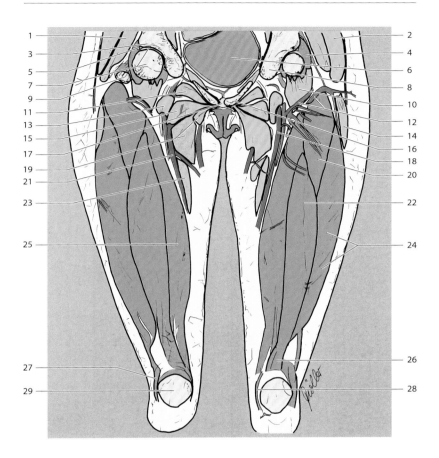

6	膀胱
7	髋关节与股骨头
8	耻骨(体部)
9	大转子
10	髂腰肌
11	闭孔外肌
12	旋股外侧动脉与静脉
13	耻骨肌
14	阔筋膜张肌
15	短收肌
16	耻骨(上支)
17	耻骨联合
18	股动脉与静脉
19	长收肌
20	股直肌
21	大隐静脉
22	股中间肌
23	缝匠肌
24	股外侧肌
25	股内侧肌
26	股四头肌肌腱
27	髌外侧支持带
28	髌内侧支持带
29	髌骨

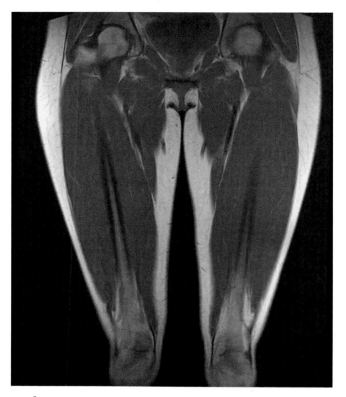

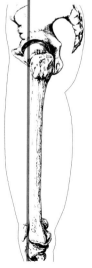

头侧

□

远侧

1	臀中肌
2	臀小肌
3	髋臼顶
4	膀胱
5	髋关节
6	股骨头

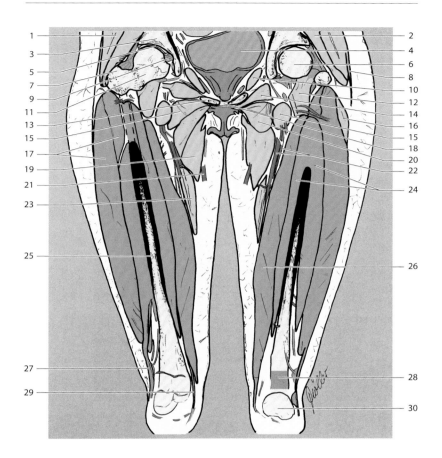

7	大转子	19	长收肌
8	髂胫束	20	短收肌
9	股骨头韧带	21	大隐静脉
10	闭孔内肌	22	股动脉与静脉
11	股骨(颈)	23	缝匠肌
12	髂腰肌	24	股中间肌
13	耻骨(下支)	25	股骨(干)
14	闭孔外肌	26	股内侧肌
15	耻骨肌	27	髌外侧支持带
16	阔筋膜张肌	28	股四头肌肌腱
17	股外侧肌	29	髌内侧支持带
18	耻骨联合	30	髌骨

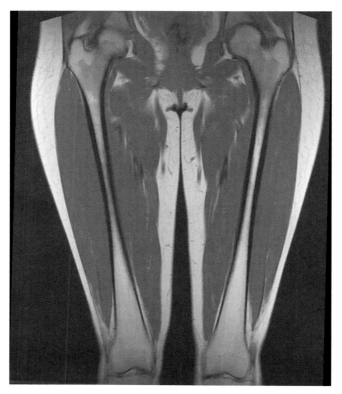

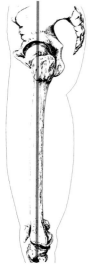

头侧

远侧

1 臀中肌
2 臀小肌
3 髋臼顶
4 髋关节
5 股骨头

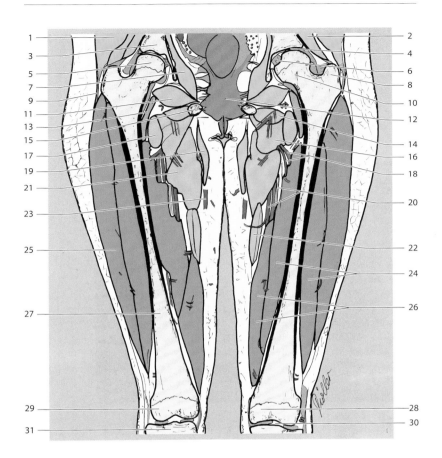

6	股骨头韧带
7	闭孔内肌
8	大转子
9	髂胫束
10	股骨(颈)
11	闭孔外肌
12	阴道
13	髂腰肌(肌腱)
14	小收肌
15	耻骨(下支)
16	短收肌
17	耻骨肌
18	股深动脉与静脉
19	股薄肌
20	股动脉、静脉与隐神经
21	长收肌
22	缝匠肌
23	大隐静脉
24	股中间肌
25	股外侧肌
26	股内侧肌
27	股骨(干)
28	股骨内侧髁
29	股骨外侧髁
30	膝关节
31	胫骨头

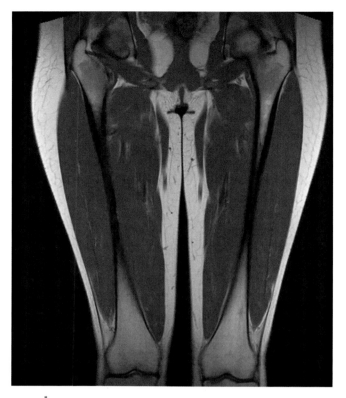

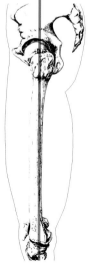

头侧

远侧

1	臀中肌
2	臀小肌
3	髂肌
4	髋臼顶
5	梨状肌
6	股骨头
7	上孖肌与下孖肌
8	大转子
9	闭孔内肌
10	股骨(颈)

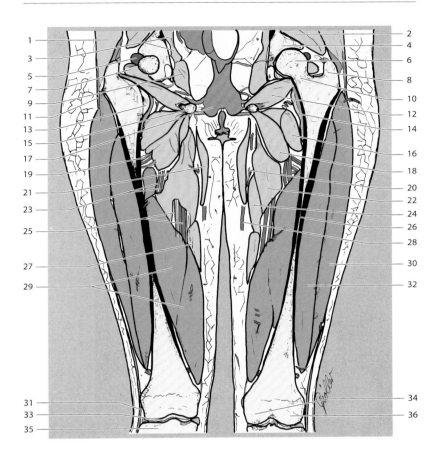

11	髂胫束	24	长收肌
12	闭孔外肌	25	股动脉、静脉与隐神经
13	小转子	26	股骨(干)
14	髂腰肌	27	缝匠肌
15	耻骨(下支)	28	大隐静脉
16	小收肌	29	股内侧肌
17	阴道	30	股外侧肌
18	短收肌	31	髂胫束
19	旋股外侧动脉与静脉	32	股中间肌
20	闭孔神经	33	膝关节
21	股薄肌	34	股骨内侧髁
22	大收肌	35	胫骨头
23	股深动脉与静脉	36	股骨外侧髁

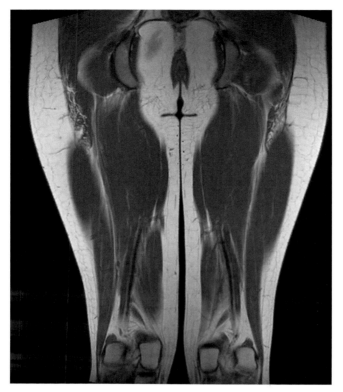

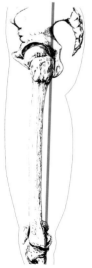

头侧

远侧

1	臀大肌
2	肛提肌
3	闭孔内肌
4	梨状肌
5	坐骨
6	上孖肌与下孖肌

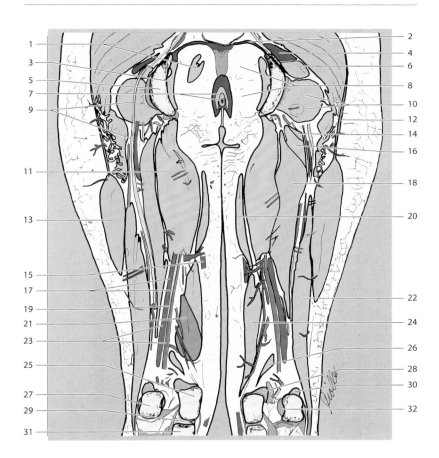

7	肛门与肛门外括约肌
8	坐骨肛门窝
9	坐骨神经
10	股方肌
11	大收肌
12	髂胫束
13	股外侧肌
14	小收肌
15	大隐静脉
16	短收肌
17	股动脉与静脉
18	半腱肌
19	胫神经
20	股薄肌
21	股内侧肌
22	股二头肌(长头)
23	腘动脉与静脉
24	缝匠肌
25	股骨内侧髁
26	半膜肌
27	股骨外侧髁
28	腓肠肌(内侧头附着处)
29	膝关节
30	腓肠肌(外侧头附着处)
31	胫骨头
32	前交叉韧带

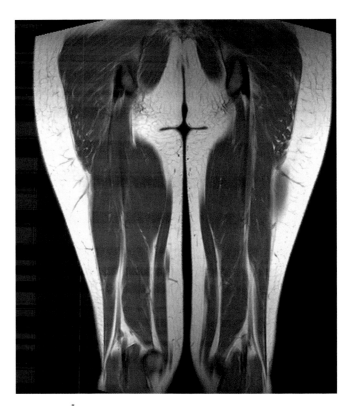

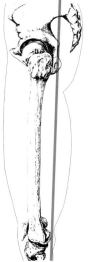

头侧

远侧

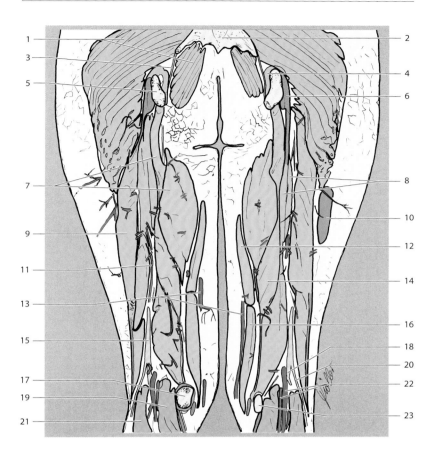

1	臀大肌	12	股薄肌
2	骶骨	13	大隐静脉
3	骶结节韧带	14	半膜肌
4	闭孔内肌	15	坐骨神经
5	坐骨	16	缝匠肌
6	半腱肌与股二头肌（总腱附着处）	17	股骨内侧髁
		18	胫神经
7	大收肌	19	腓肠肌（内侧头）
8	半腱肌	20	腓总神经
9	股二头肌（长头）	21	腓肠肌（外侧头）
10	股外侧肌	22	腘动脉与静脉
11	穿动脉	23	关节囊与半膜肌囊

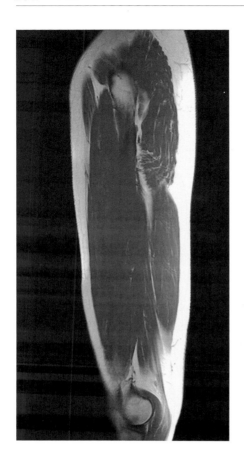

頭側

腹側 □ 背側

远侧

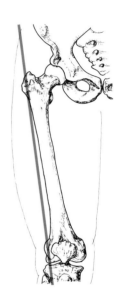

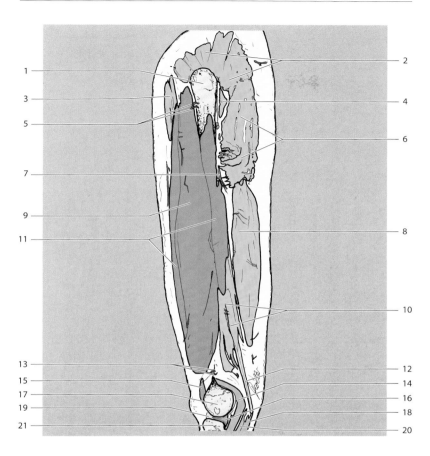

1	大转子	12	腓总神经
2	臀中肌	13	膝上外侧动脉与静脉
3	阔筋膜张肌	14	腓肠肌(外侧头)
4	股方肌	15	股四头肌肌腱
5	旋股外侧动脉与静脉	16	外侧半月板
6	臀大肌	17	股骨外侧髁
7	穿动脉	18	比目鱼肌
8	股二头肌(长头)	19	膝关节
9	股中间肌	20	跖肌
10	股二头肌(短头)	21	胫骨外侧髁
11	股外侧肌		

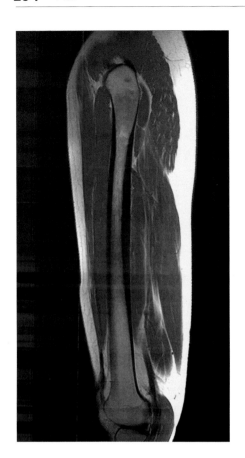

头侧

腹侧 □ 背侧

远侧

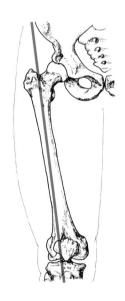

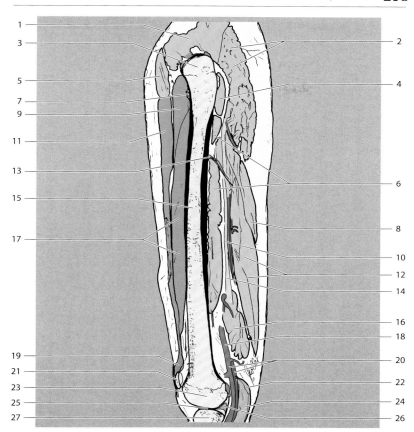

1 臀中肌	15 股骨(干)
2 臀大肌	16 半膜肌
3 大转子	17 股中间肌
4 股方肌	18 股动脉与静脉
5 阔筋膜张肌	19 股四头肌肌腱
6 大收肌	20 腘动脉与静脉
7 旋股外侧动脉与静脉	21 髌骨
8 股二头肌(长头)	22 腓肠肌(外侧头)
9 股外侧肌	23 股骨外侧髁
10 坐骨神经	24 比目鱼肌
11 股直肌	25 膝关节
12 半腱肌	26 外侧半月板(后角)
13 穿动脉	27 胫骨外侧髁
14 胫神经/腓总神经	

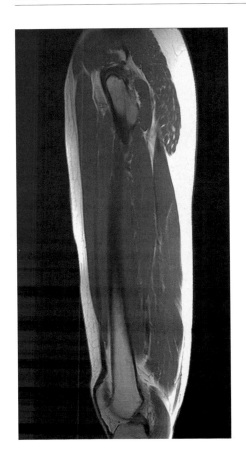

头侧

腹侧 | | 背侧

远侧

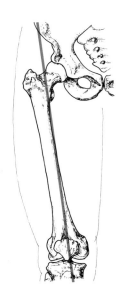

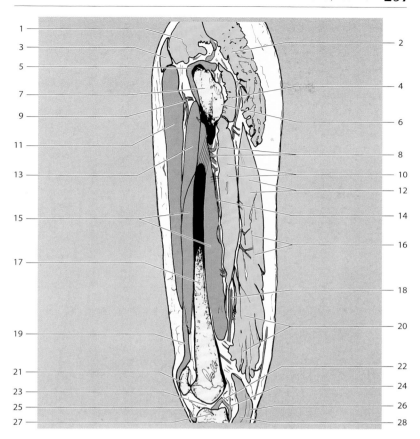

1	臀中肌	15	股中间肌
2	臀大肌	16	半腱肌(肌腱)
3	阔筋膜张肌	17	股骨(干)
4	股方肌	18	股动脉与静脉
5	髂股韧带	19	股直肌(肌腱)
6	小转子	20	半膜肌
7	股骨(颈)	21	髌骨
8	穿动脉	22	前交叉韧带
9	旋股外侧动脉与静脉	23	膝关节
10	大收肌	24	后交叉韧带
11	股直肌	25	髌韧带
12	股二头肌(长头)	26	腓肠肌(外侧头)
13	股内侧肌	27	胫骨(头)
14	股深动脉与静脉	28	比目鱼肌

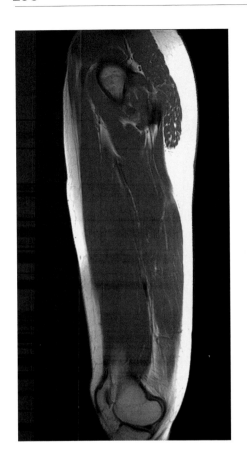

头侧

腹侧 [ ] 背侧

远侧

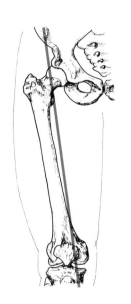

1	臀中肌
2	臀大肌
3	阔筋膜张肌
4	梨状肌
5	缝匠肌
6	闭孔内肌与孖肌
7	股骨(头)
8	坐骨
9	闭孔外肌
10	股方肌

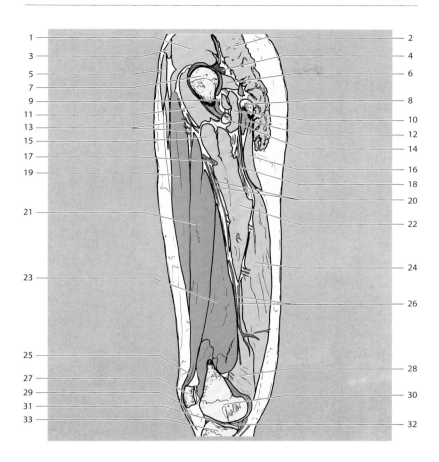

11 髂腰肌	22 大收肌
12 半腱肌与半膜肌(总腱附着处)	23 股内侧肌
13 旋股外侧动脉与静脉	24 半腱肌
14 小转子	25 股四头肌肌腱
15 耻骨肌	26 股动脉与静脉
16 股二头肌(长头)	27 髌骨
17 穿动脉	28 半膜肌
18 坐骨神经	29 髌韧带
19 股直肌	30 股骨内侧髁
20 股深动脉与静脉	31 膝关节
21 股中间肌	32 内侧半月板(后角)
	33 胫骨内侧髁

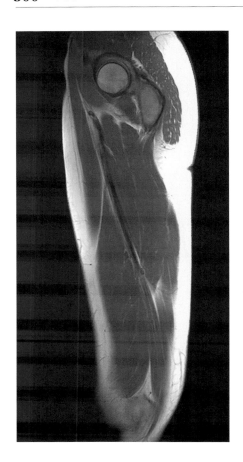

头侧

腹侧 ☐ 背侧

远侧

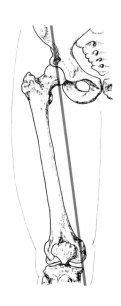

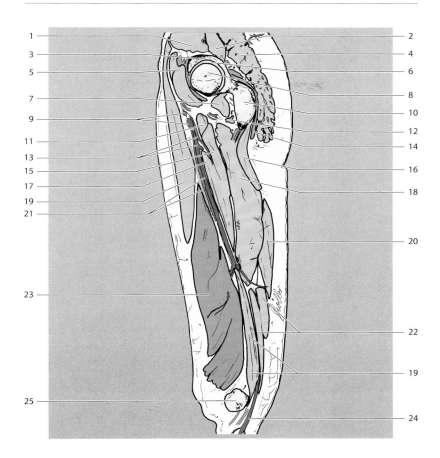

1	臀中肌	14	股二头肌(长头附着处)
2	臀小肌	15	短收肌
3	髂骨	16	半腱肌
4	臀大肌	17	长收肌
5	髂腰肌	18	大收肌
6	髋关节	19	缝匠肌
7	闭孔外肌	20	半膜肌
8	股骨(头)	21	股动脉、静脉与隐神经
9	旋股外侧动脉与静脉	22	股薄肌
10	坐骨	23	股内侧肌
11	耻骨肌	24	大隐静脉
12	股方肌	25	股骨内侧髁
13	股深动脉		

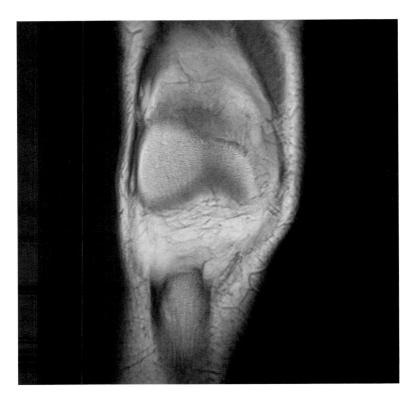

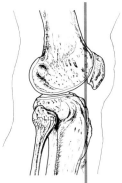

近側

外側 ☐ 内側

远側

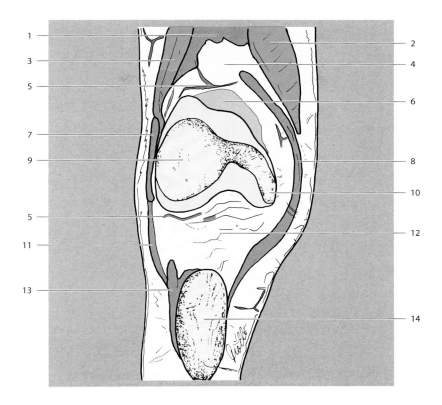

1 股四头肌肌腱	8 髌骨内侧支持带
2 股内侧肌	9 股骨外侧髁
3 股外侧肌	10 股骨内侧髁
4 髌上脂肪垫	11 髌骨外侧支持带
5 膝关节动脉吻合	12 髌下脂肪垫
6 髌上囊	13 髌韧带
7 髂胫束	14 胫骨(结节)

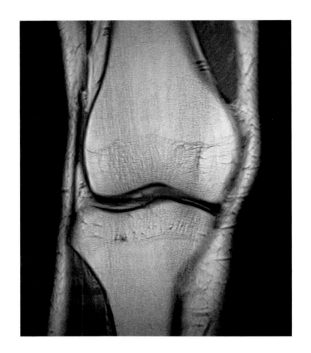

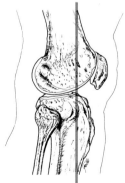

近侧

外侧 □ 内侧

远侧

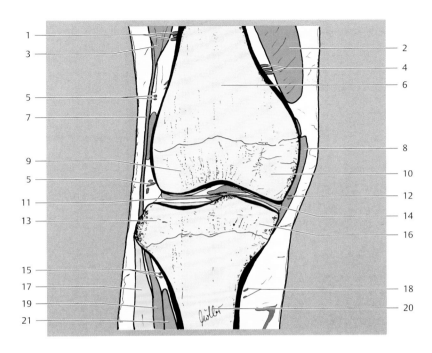

1	膝上外侧动脉与静脉	12	膝降动脉与静脉(关节支)
2	股内侧肌	13	胫骨外侧髁
3	股外侧肌	14	内侧半月板(前角)
4	膝上内侧动脉与静脉	15	膝下外侧动脉与静脉
5	膝关节静脉吻合	16	胫骨内侧髁
6	股骨(干)	17	腓骨长肌
7	髂胫束	18	膝下内侧动脉与静脉
8	内侧副韧带	19	趾长伸肌
9	股骨外侧髁	20	胫骨(干)
10	股骨内侧髁	21	胫骨前肌
11	外侧半月板(前角)		

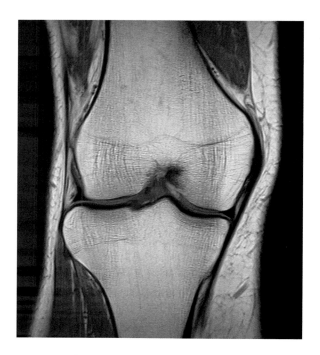

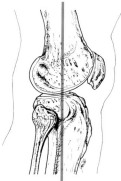

近侧

外侧 ☐ 内侧

远侧

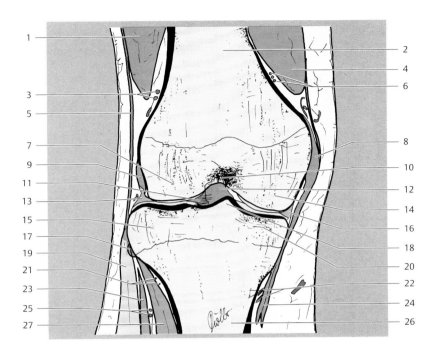

1	股外侧肌
2	股骨(干)
3	膝上外侧动脉与静脉
4	股内侧肌
5	髂胫束
6	膝上内侧动脉与静脉
7	股骨外侧髁
8	内侧副韧带
9	腘肌(肌腱)
10	髁间窝
11	膝横韧带
12	前交叉韧带
13	外侧半月板(中部)
14	股骨内侧髁
15	胫骨外侧髁
16	内侧半月板(中部)
17	腓骨头前韧带
18	内侧髁间结节
19	腓骨长肌
20	胫骨内侧髁
21	膝下外侧动脉与静脉
22	膝下内侧动脉与静脉
23	趾长伸肌
24	浅鹅足
25	胫前返动脉与静脉
26	胫骨(干)
27	胫骨前肌

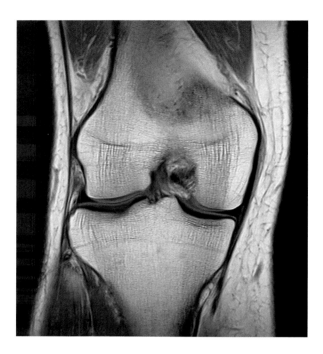

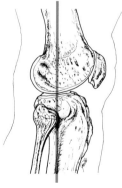

近侧

外侧 □ 内侧

远侧

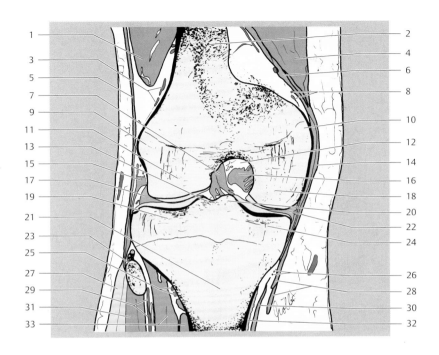

1	股外侧肌	
2	股骨(干)	
3	膝上外侧动脉与静脉	
4	股内侧肌	
5	髂胫束	
6	大收肌(肌腱)	
7	前交叉韧带	
8	膝上内侧动脉与静脉	
9	外上髁	
10	内上髁	
11	股骨外侧髁	
12	髁间窝	
13	外侧髁间结节	
14	内侧副韧带	
15	腘肌(肌腱)	
16	后交叉韧带	
17	外侧半月板(中部)	

18	股骨内侧髁	
19	胫骨外侧髁	
20	内侧髁间结节	
21	胫骨(干)	
22	内侧半月板(中部)	
23	腓骨(头)	
24	胫骨内侧髁	
25	膝下外侧动脉与静脉	
26	膝下内侧动脉与静脉	
27	腓骨长肌	
28	浅鹅足	
29	胫前返动脉与静脉	
30	半膜肌(胫骨附着处，深鹅足)	
31	趾长伸肌	
32	腘肌(胫骨附着处)	
33	胫骨前肌	

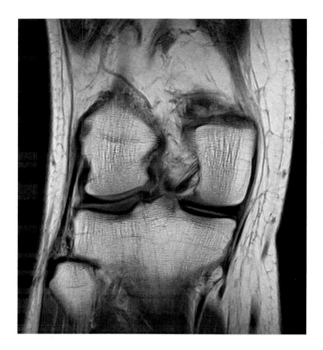

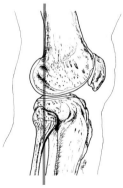

近侧

外侧 [ ] 内侧

远侧

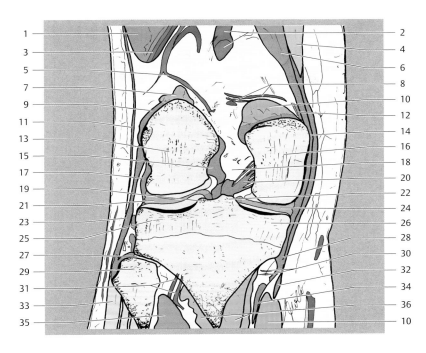

1	股外侧肌
2	腘动脉
3	膝上外侧动脉
4	缝匠肌
5	膝内侧动脉
6	股内侧肌
7	腓肠肌(外侧头，股骨附着处)
8	膝上内侧动脉与静脉
9	跖肌(肌腱)
10	腓肠肌(内侧头)
11	髂胫束
12	大收肌(肌腱附着处)
13	股骨外侧髁
14	内侧副韧带
15	前交叉韧带
16	股骨内侧髁
17	腘肌(肌腱)
18	髁间窝
19	外侧髁间结节
20	后交叉韧带
21	外侧半月板(后角)
22	内侧髁间结节
23	腓侧副韧带
24	内侧半月板(后角)
25	胫骨外侧髁
26	胫骨内侧髁
27	胫腓关节
28	浅鹅足
29	腓骨(头)
30	膝下内侧动脉与静脉
31	膝下外侧动脉与静脉
32	半腱肌(肌腱)
33	腓骨长肌
34	半膜肌(胫骨附着处，深鹅足)
35	胫骨后肌
36	腘肌

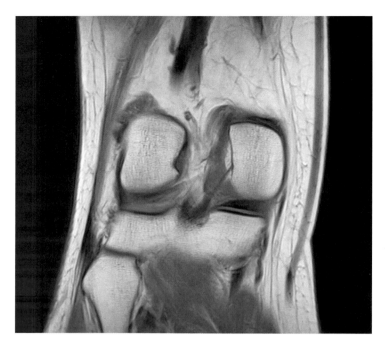

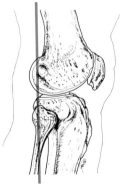

近侧

外侧 ☐ 内侧

远侧

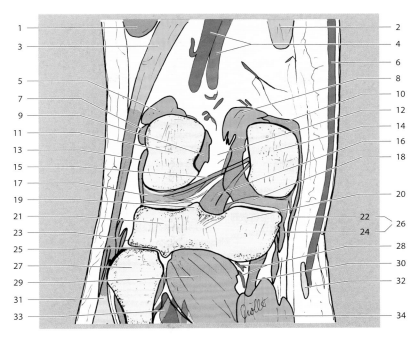

1 股外侧肌	17 外侧半月板(后角)
2 缝匠肌	18 内侧半月板(后角)
3 股二头肌	19 外侧髁间结节
4 腘动脉与静脉	20 胫骨内侧髁
5 腓肠肌(外侧头，股骨附着处)	21 胫骨外侧髁
6 大隐静脉	22 股薄肌(肌腱)
7 跖肌(肌腱附着处)	23 腓侧副韧带
8 腓肠肌(内侧头，股骨附着处)	24 半腱肌(肌腱)
9 前交叉韧带	25 胫腓关节(近端)
10 关节囊	26 浅鹅足
11 股骨外侧髁	27 腓骨(头)
12 髁间窝	28 膝下内侧动脉与静脉
13 腘肌(肌腱)	29 腘肌
14 股骨内侧髁	30 半膜肌(胫骨附着处，深鹅足)
15 板股后韧带（Wrisberg 韧带）	31 腓骨长肌
16 后交叉韧带	32 隐神经
	33 胫骨后肌
	34 腓肠肌(内侧头)

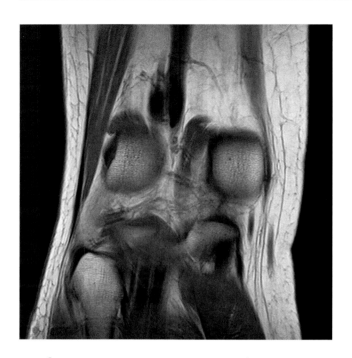

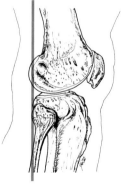

近側

外侧 ☐ 内侧

远側

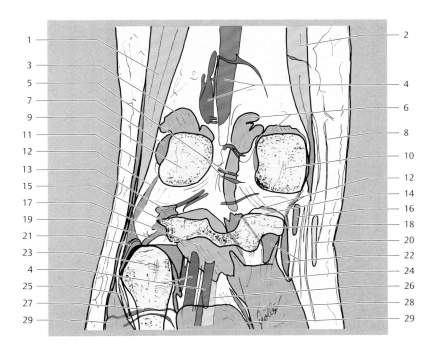

1	股二头肌
2	股薄肌
3	腓肠肌(外侧头)
4	腘动脉与静脉
5	腓肠动脉与静脉
6	腓肠肌(内侧头,股骨附着处)
7	跖肌(肌腱)
8	隐神经(分支)
9	股骨外侧髁
10	股骨内侧髁
11	髂胫束
12	关节囊
13	腘弓状韧带
14	腘斜韧带
15	胫骨外侧髁
16	半腱肌(肌腱)
17	腘肌
18	胫骨内侧髁
19	腓侧副韧带
20	隐神经
21	腓骨头后韧带
22	半膜肌(胫骨附着处,深鹅足)
23	腓骨(头)
24	腓肠肌(内侧头)
25	腓总神经
26	胫神经
27	胫后动脉(腓侧回旋支)
28	跖肌(肌腱)
29	比目鱼肌

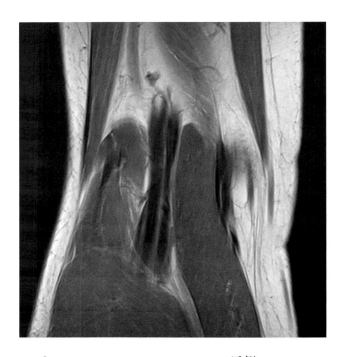

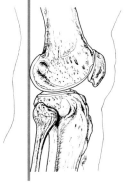

近侧

外侧 ☐ 内侧

远侧

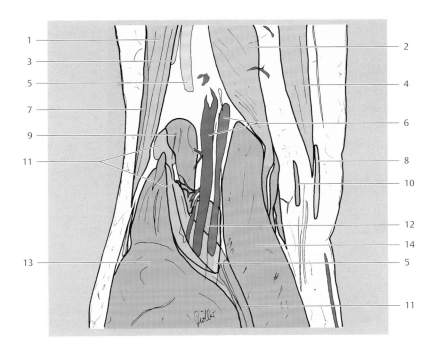

1	股二头肌	8	隐神经
2	半膜肌	9	腓肠肌(外侧头)
3	腓总神经	10	半腱肌(肌腱)
4	股薄肌	11	跖肌(和肌腱)
5	胫神经	12	腘肌
6	腘动脉与静脉	13	比目鱼肌
7	髂胫束	14	腓肠肌(内侧头)

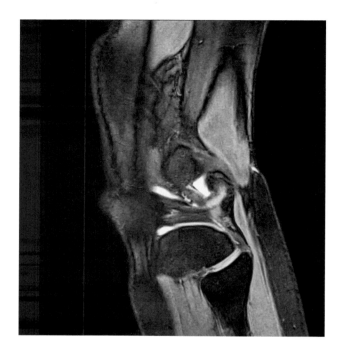

近侧

腹侧 ☐ 背侧

远侧

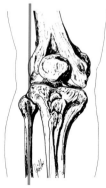

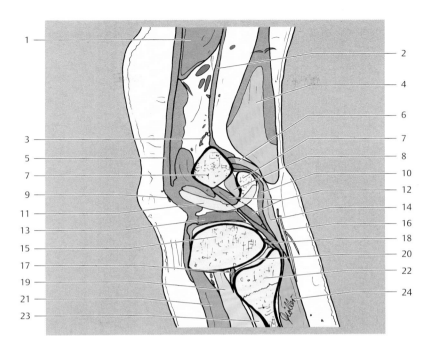

1	股外侧肌	13	外侧半月板(中部)
2	髂胫束	14	跖肌(和肌腱附着处)
3	膝关节动脉网	15	胫骨外侧髁
4	股二头肌	16	腓总神经
5	髌外侧支持带	17	腓骨头前韧带
6	腓肠肌(外侧头)	18	腓骨头后韧带
7	股骨外侧髁	19	胫骨后肌
8	外侧关节隐窝	20	胫腓关节
9	膝下外侧动脉	21	胫骨前肌
10	关节囊	22	腓骨(头)
11	股骨(外侧髁,关节软骨)	23	腓骨长肌
12	腘肌(肌腱)	24	比目鱼肌

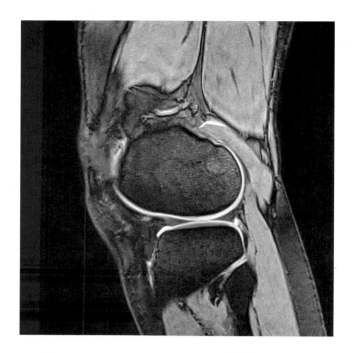

近侧

腹侧 □ 背侧

远侧

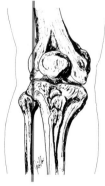

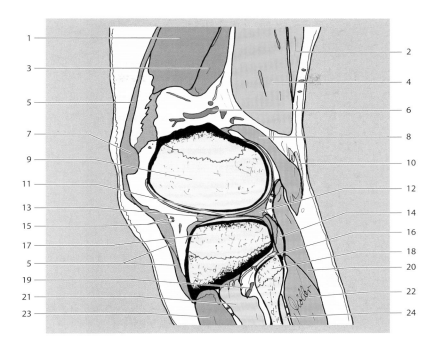

1	股外侧肌	13	外侧半月板(前角)
2	股二头肌(长头)	14	腘肌(和肌腱)
3	股中间肌	15	膝下外侧动脉与静脉
4	股二头肌(短头)	16	胫腓关节(近端)
5	髌外侧支持带(纵束)	17	胫骨外侧髁
6	膝上外侧动脉与静脉	18	腓骨(头)
7	髌外侧支持带(横束)	19	胫前动脉
8	腓肠肌(外侧头)	20	跖肌
9	股骨外侧髁	21	胫骨后肌
10	腓总神经	22	比目鱼肌
11	膝关节	23	胫骨前肌
12	外侧半月板(后角)	24	腓骨长肌

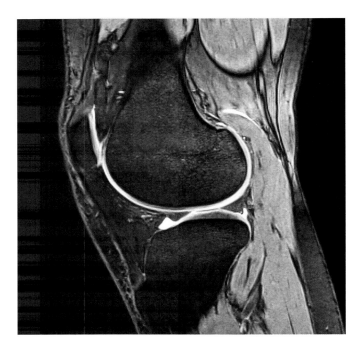

近侧

腹侧 ☐ 背侧

远侧

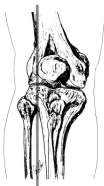

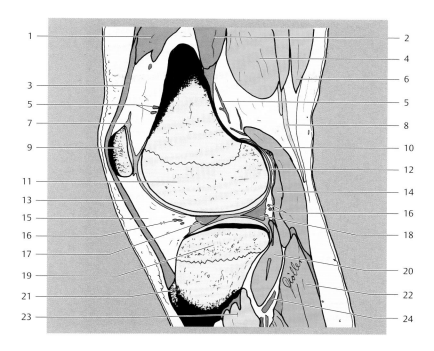

1	股外侧肌	13	髌韧带
2	股中间肌	14	跖肌
3	股四头肌腱	15	髌下脂肪垫
4	股二头肌(短头)	16	膝下外侧动脉与静脉
5	膝上外侧动脉与静脉	17	外侧半月板(前角)
6	股二头肌(长头)	18	外侧半月板(后角)
7	髌上囊	19	胫骨外侧髁
8	腓总神经	20	腘肌
9	髌骨	21	胫骨结节
10	腓肠肌(外侧头)	22	比目鱼肌
11	股骨外侧髁	23	胫骨后肌
12	关节囊	24	胫前动脉

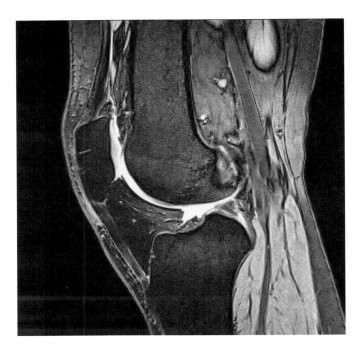

近侧

腹侧 ☐ 背侧

远侧

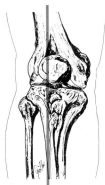

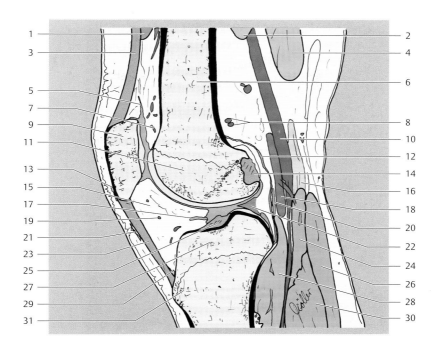

1	股内侧肌	17	膝横韧带
2	股二头肌	18	腘动脉
3	股四头肌肌腱	19	膝下外侧动脉与静脉
4	半膜肌	20	腘斜韧带
5	髌上囊	21	髌下皮下囊
6	股骨(干)	22	外侧半月板(后角,内侧附着处)
7	髌骨血管吻合		
8	膝上外侧动脉与静脉	23	髌韧带
9	髌骨	24	跖肌
10	腘静脉	25	后交叉韧带(胫骨起始处)
11	股骨外侧髁	26	腓肠肌(外侧头)
12	关节囊	27	胫骨头
13	髌前皮下囊	28	腘肌
14	前交叉韧带(股骨附着处)	29	髌下深囊
15	髌下脂肪垫	30	比目鱼肌
16	胫神经	31	胫骨结节

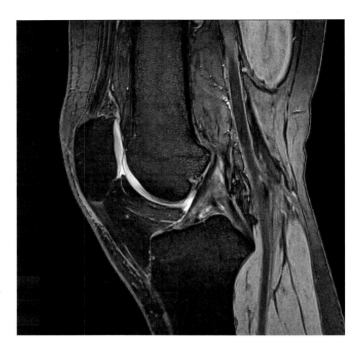

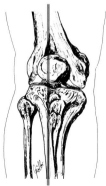

近侧

腹侧 □ 背侧

远侧

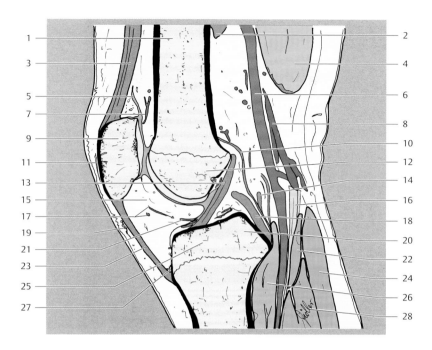

1	股骨（干）	15	髌下脂肪垫
2	股内侧肌	16	胫神经
3	股四头肌肌腱	17	膝下外侧动脉与静脉
4	半膜肌	18	后交叉韧带
5	髌上囊	19	髌下皮下囊
6	腘动脉	20	内侧髁间结节
7	髌骨血管吻合	21	膝横韧带
8	腘静脉	22	跖肌
9	髌骨	23	髌韧带
10	关节囊	24	腓肠肌（外侧头）
11	髌前皮下囊	25	胫骨头
12	股骨（髁间部）	26	腘肌
13	前交叉韧带	27	髌下深囊
14	腘斜韧带	28	比目鱼肌

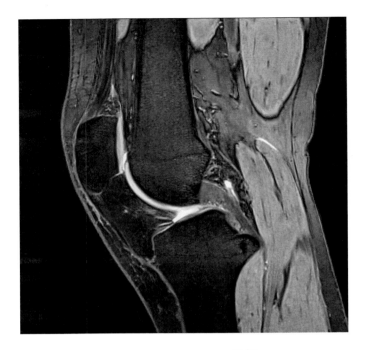

近侧

腹侧 □ 背侧

远侧

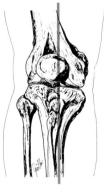

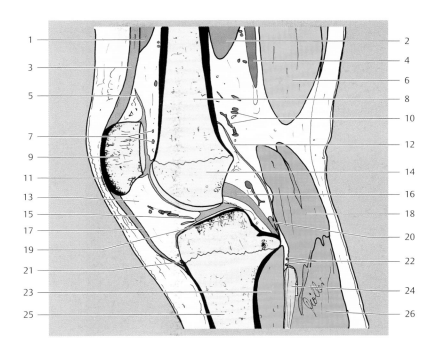

1	股直肌
2	股内侧肌
3	股四头肌肌腱
4	股浅动脉
5	髌上囊
6	半膜肌
7	髌骨血管吻合
8	股骨(干)
9	髌骨
10	膝上内侧动脉与静脉
11	髌前皮下囊
12	关节囊
13	髌下脂肪垫
14	股骨内侧髁
15	膝横韧带
16	后交叉韧带
17	髌韧带
18	腓肠肌(内侧头)
19	胫骨内侧髁间结节
20	板股后韧带 （Wrisberg 韧带）
21	髌下深囊
22	膝下内侧动脉与静脉
23	腘肌
24	胫神经
25	胫骨(干)
26	腓肠肌(外侧头)

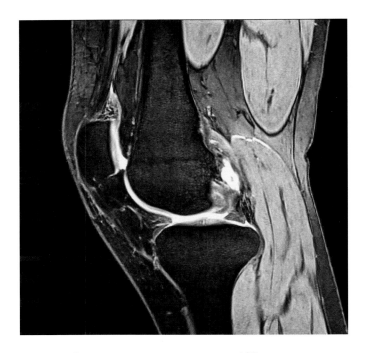

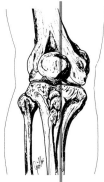

近侧

腹侧 ☐ 背侧

远侧

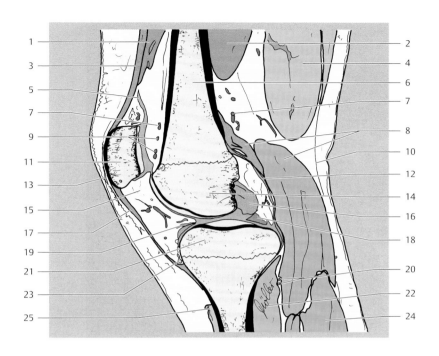

1	股直肌
2	股内侧肌
3	股四头肌肌腱
4	半膜肌
5	髌上囊
6	股骨(干)
7	膝上内侧动脉与静脉
8	腓肠肌(内侧头和肌肉附着处)
9	髌骨血管吻合
10	小腿深筋膜
11	髌骨
12	关节囊
13	髌前皮下囊
14	股骨内侧髁
15	髌下脂肪垫
16	后交叉韧带(附着处)
17	髌韧带
18	内侧半月板(后角,内侧附着处)
19	膝横韧带
20	膝下内侧动脉与静脉
21	胫骨内侧髁
22	腘肌
23	髌下深囊
24	腓肠肌(外侧头)
25	缝匠肌(附着处,浅鹅足的一部分)

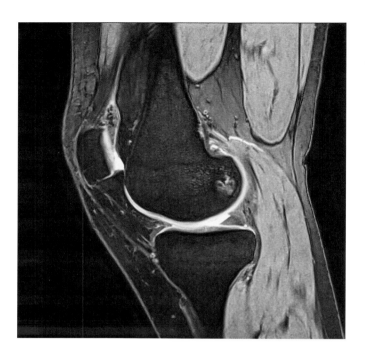

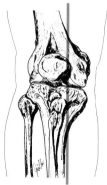

近侧

腹侧 ☐ 背侧

远侧

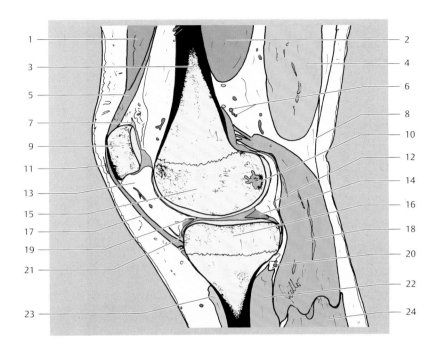

1	股直肌	14	内侧半月板(后角)
2	股内侧肌	15	股骨内侧髁
3	股骨(干)	16	胫骨内侧髁
4	半膜肌	17	髌韧带
5	股四头肌肌腱	18	腓肠肌(内侧头)
6	膝上内侧动脉与静脉	19	膝横韧带
7	髌上囊	20	膝下内侧动脉与静脉
8	小腿深筋膜	21	髌下深囊
9	髌骨	22	腘肌
10	后交叉韧带(附着处)	23	缝匠肌(附着处,浅鹅足的一部分)
11	髌前皮下囊	24	腓肠肌(外侧头)
12	关节囊		
13	髌下脂肪垫		

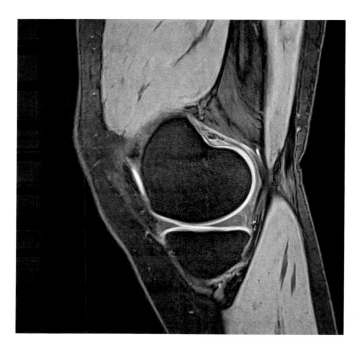

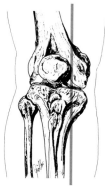

近侧

腹侧 ☐ 背侧

远侧

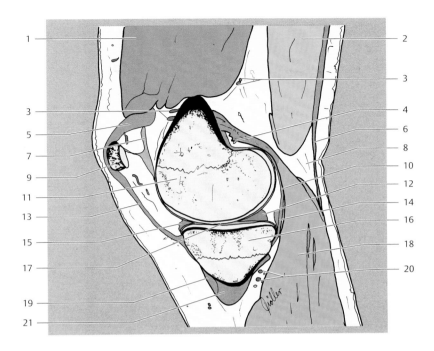

1	股内侧肌
2	半膜肌
3	膝上内侧动脉与静脉
4	腓肠肌内侧肌腱下囊
5	髌内侧支持带
6	小腿深筋膜
7	髌上囊
8	腘窝
9	髌骨
10	关节囊
11	股骨内侧髁
12	内侧半月板(后角)
13	髌内侧支持带
14	腘斜韧带
15	内侧半月板(前角)
16	胫骨内侧髁
17	膝关节
18	腓肠肌(内侧头)
19	缝匠肌(附着处,浅鹅足的一部分)
20	膝下内侧动脉与静脉
21	浅鹅足

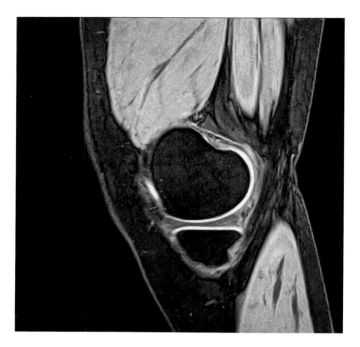

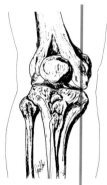

近侧

腹侧 ☐ 背侧

远侧

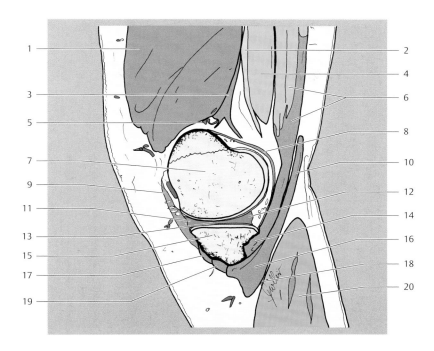

1	股内侧肌	12	内侧半月板(后角)
2	隐神经	13	内侧半月板(中部)
3	大收肌(肌腱)	14	深鹅足
4	缝匠肌	15	胫骨内侧髁
5	膝上内侧动脉与静脉	16	浅鹅足
6	半膜肌(和肌腱)	17	缝匠肌(附着处,浅鹅足的一部分)
7	股骨内侧髁	18	鹅足囊
8	关节囊	19	股薄肌(附着处,浅鹅足的一部分)
9	髌内侧支持带	20	腓肠肌(内侧头)
10	半腱肌(肌腱)		
11	内侧半月板(前角)		

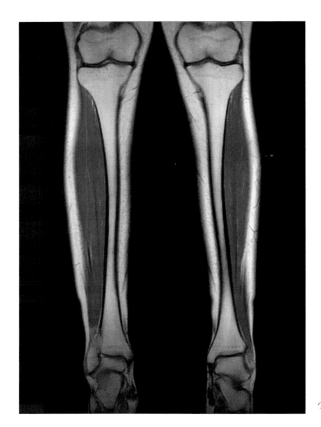

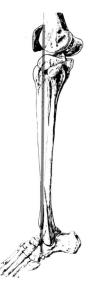

头侧

远侧

1	腓肠肌(内侧头,股骨附着处)
2	腓肠肌(外侧头,股骨附着处)
3	跖肌(肌腱)
4	内侧副韧带
5	外侧副韧带
6	股骨内侧髁

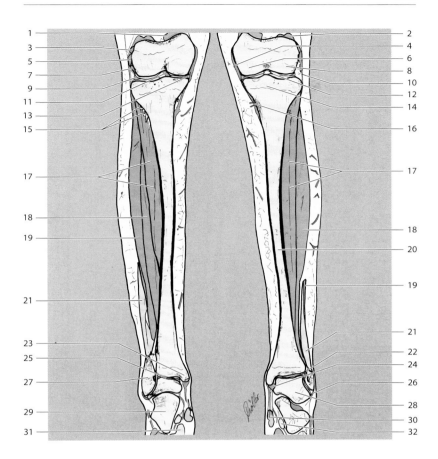

7	腘肌（肌腱）	20	胫骨（干）
8	股骨外侧髁	21	腓骨短肌
9	外侧半月板（中部）	22	距腓关节
10	髂胫束	23	内踝
11	前交叉韧带	24	三角韧带
12	膝关节	25	踝关节
13	内侧半月板（中部）	26	距腓前韧带
14	胫骨（头）	27	腓骨
15	膝下外侧动脉与静脉	28	距骨
16	膝下内侧动脉与静脉	29	跟骨
17	胫骨前肌	30	踇展肌
18	趾长伸肌	31	趾短屈肌
19	踇长伸肌（肌腱）	32	足底方肌

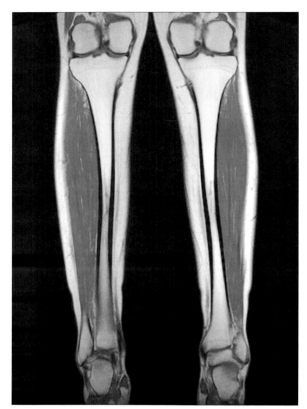

头侧

远侧

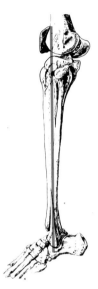

1 股二头肌	8 股骨外侧髁
2 内侧副韧带	9 外侧半月板(中部)
3 腓肠肌(外侧头,股骨附着处)	10 髂胫束
	11 后交叉韧带
4 股骨内侧髁	12 膝关节
5 腓肠肌(内侧头,股骨附着处)	13 前交叉韧带
	14 胫骨外侧髁
6 髁间窝	15 内侧半月板(中部)
7 腘肌(肌腱)	16 髁间结节
	17 腘肌(胫骨附着处)

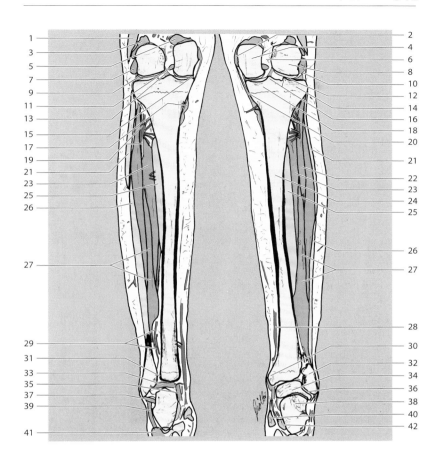

18 胫骨内侧髁
19 胫前动脉、静脉与腓深神经
20 浅鹅足
21 腓骨长肌
22 趾长伸肌
23 胫骨前肌
24 胫骨(干)
25 胫骨后肌
26 腓骨短肌
27 拇长伸肌
28 大隐静脉
29 腓动脉与静脉
30 内踝

31 下胫腓关节(韧带连结)
32 外踝
33 距腓后韧带
34 距骨
35 趾长屈肌(肌腱)
36 距腓关节
37 跟腓韧带
38 跟骨
39 腓骨长肌与腓骨短肌(肌腱)
40 拇展肌
41 小趾展肌
42 足底方肌

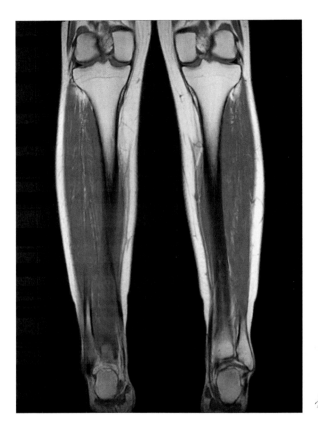

头侧

远侧

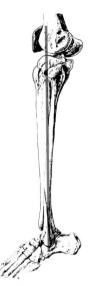

1	股二头肌	7	跖肌(肌腱)
2	缝匠肌与股薄肌(肌腱)	8	外侧副韧带
3	股骨内侧髁	9	后交叉韧带
4	腓肠肌(外侧头,股骨附着处)	10	内侧半月板(中部)
5	股骨外侧髁	11	腘肌(肌腱)
6	腓肠肌(内侧头,股骨附着处)	12	腘肌(胫骨附着处)
		13	外侧半月板(中部)
		14	腓骨长肌

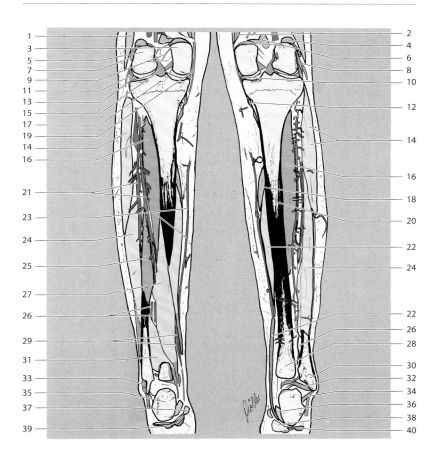

15	前交叉韧带	28	胫骨
16	胫骨前肌	29	胫后动脉与静脉
17	胫骨(头)	30	腓骨
18	比目鱼肌	31	踇长屈肌
19	内侧副韧带	32	距腓后韧带
20	胫骨(干)	33	腓骨长肌与腓骨短肌(肌腱)
21	胫前动脉、静脉与腓深神经	34	跟腓韧带
22	趾长屈肌	35	跟骨
23	大隐静脉	36	足底方肌
24	腓骨短肌	37	踇展肌
25	踇长伸肌	38	趾短屈肌
26	腓动脉与静脉	39	趾短屈肌与足底腱膜
27	胫骨后肌	40	小趾展肌

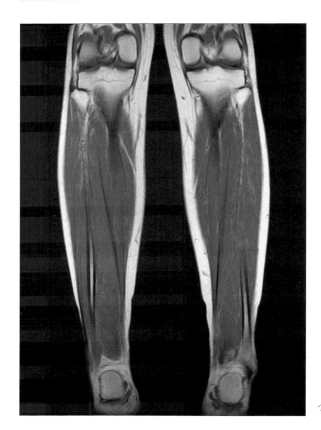

头侧

远侧

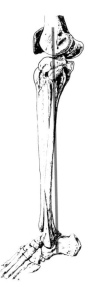

1   股二头肌
2   缝匠肌与股薄肌(肌腱)
3   股骨内侧髁
4   腓肠肌(外侧头,股骨附着处)
5   股骨外侧髁
6   腓肠肌(内侧头,股骨附着处)
7   前交叉韧带
8   后交叉韧带

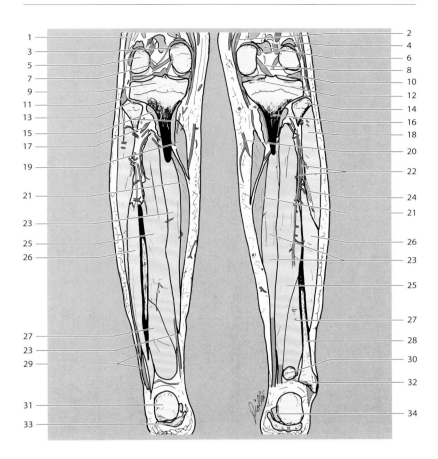

9	胫骨(头)
10	外侧半月板(中部)
11	腓侧副韧带
12	内侧半月板(中部)
13	胫腓关节
14	腓骨(头)
15	腘肌(胫骨附着处)
16	胫骨(干)
17	胫前动脉、静脉与腓深神经
18	腓骨长肌
19	腓肠肌(内侧头)
20	大隐静脉
21	比目鱼肌
22	腓动脉与静脉
23	趾长屈肌
24	腓浅神经
25	胫骨后肌
26	腓骨短肌
27	𧿹长屈肌
28	腓骨(干)
29	腓骨长肌与腓骨短肌(肌腱)
30	胫骨
31	跟骨
32	外踝
33	趾短屈肌
34	足底方肌

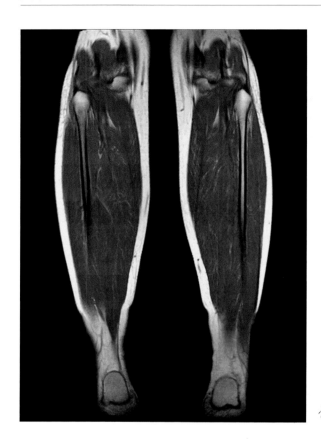

头侧
□
远侧

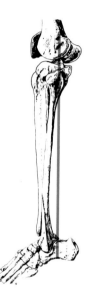

1　股薄肌(肌腱)
2　腓肠肌(内侧头)
3　缝匠肌(肌腱)

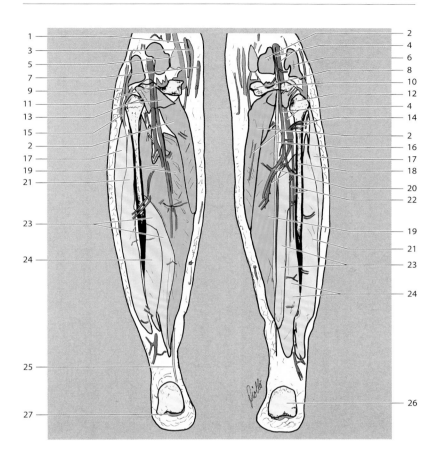

4	腘动脉与静脉
5	半膜肌(肌腱)
6	腓肠肌(外侧头)
7	大隐静脉
8	胫骨(内侧髁)
9	髂胫束
10	胫骨(外侧髁)
11	前交叉韧带
12	腓骨(头)
13	腘肌
14	胫后返动脉与静脉
15	腓侧副韧带

16	胫后神经
17	腓骨长肌
18	腓骨(干)
19	比目鱼肌
20	胫后动脉与静脉
21	腓骨短肌
22	腓动脉与静脉
23	胫骨后肌
24	踇长屈肌
25	胫神经
26	跟骨
27	足底腱膜

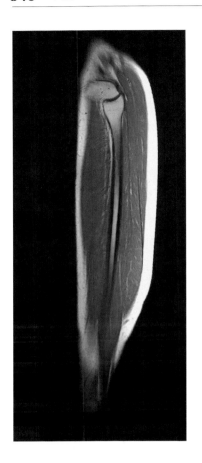

头侧

腹侧 □ 背侧

远侧

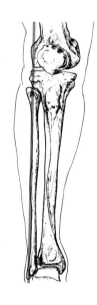

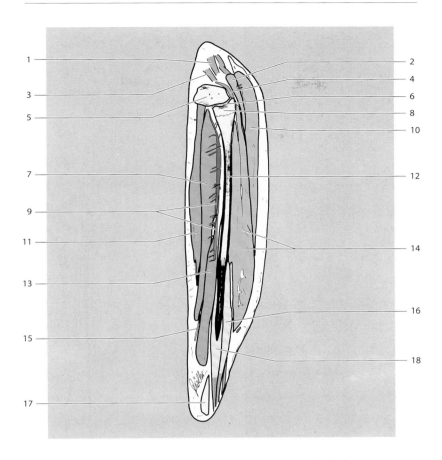

1 髂胫束	10 腓肠肌(外侧头)
2 跖肌(和肌腱)	11 胫骨前肌
3 髌骨外侧支持带	12 腓骨(干)
4 腘肌与腘弓状韧带	13 踇长伸肌
5 胫骨(头)	14 比目鱼肌
6 上胫腓关节	15 腓浅神经
7 趾长伸肌	16 腓骨长肌
8 腓骨(头)	17 腓骨(外踝)
9 胫前动脉与静脉	18 腓骨短肌

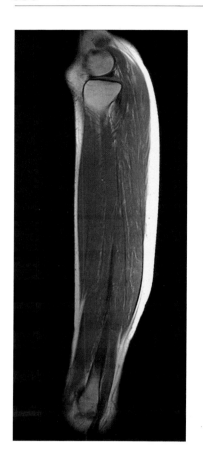

头侧

腹侧 ☐ 背侧

远侧

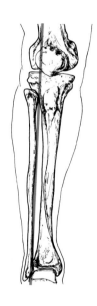

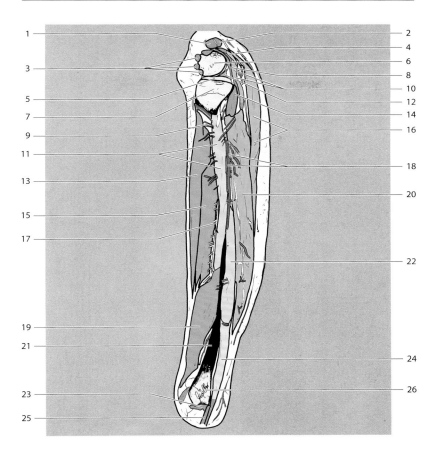

1	髂胫束	14	腘肌
2	股二头肌(肌腱)	15	趾长伸肌
3	髌骨外侧支持带	16	腓肠肌(外侧头)
4	腓肠肌(外侧头,附着处)	17	腓浅神经
5	膝关节	18	腓动脉与静脉
6	股骨外侧髁	19	踇长伸肌
7	胫骨(头)	20	比目鱼肌
8	膝关节囊	21	腓骨(干)
9	胫前动脉与静脉	22	踇长屈肌
10	跖肌(和肌腱)	23	跟腓韧带
11	胫骨后肌	24	腓骨长肌
12	外侧半月板(后角)	25	腓骨短肌(肌腱)
13	胫骨前肌	26	腓骨(外踝)

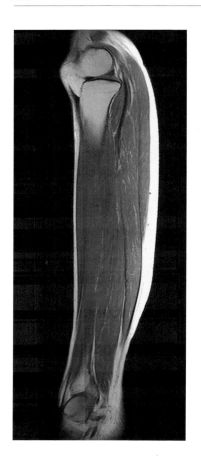

头侧

腹侧 ☐ 背侧

远侧

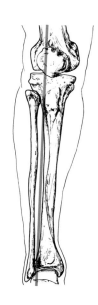

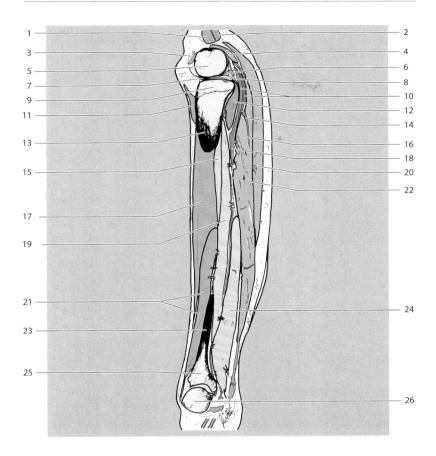

1	髂胫束	14	跖肌(和肌腱)
2	股二头肌(肌腱)	15	趾长屈肌
3	髌骨外侧支持带	16	比目鱼肌
4	腓肠肌(外侧头,附着处)	17	胫骨前肌
5	股骨外侧髁	18	胫腓骨干
6	外侧半月板(后角)	19	胫骨后肌
7	外侧半月板(前角)	20	腓肠肌(外侧头)
8	膝关节	21	𧿹长伸肌
9	胫骨(头)	22	胫神经
10	腘动脉与静脉	23	胫骨(干)
11	髌韧带	24	𧿹长屈肌
12	腘肌	25	胫骨
13	胫骨(干)	26	距骨

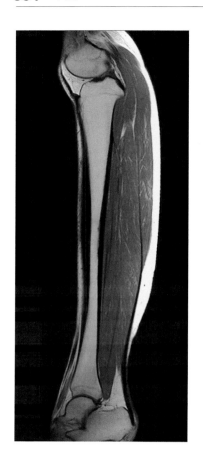

头侧

腹侧 ☐ 背侧

远侧

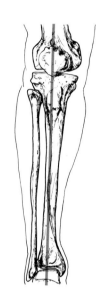

1　膝上外侧动脉与静脉
2　胫神经
3　股骨
4　腘动脉与静脉
5　髌下脂肪垫
6　腓肠肌(外侧头)

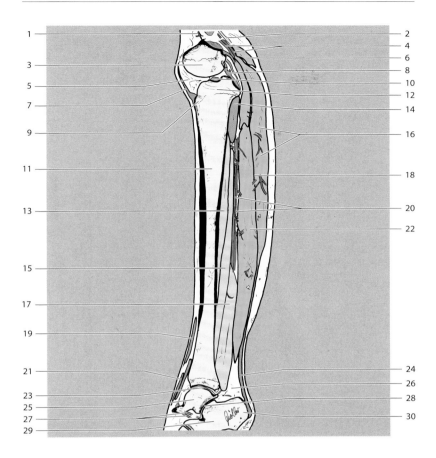

7	髌腱
8	后交叉韧带
9	胫骨结节
10	前交叉韧带
11	胫骨(干)
12	胫骨(头)
13	趾长屈肌
14	腘肌
15	胫骨后肌
16	腓肠肌(内侧头)
17	踇长屈肌
18	跖肌(肌腱)

19	胫骨前肌(肌腱)
20	胫后动脉、静脉与胫神经
21	趾长伸肌与踇长伸肌(肌腱)
22	比目鱼肌
23	踝关节
24	跟腱
25	距骨
26	跟腱前脂肪垫
27	距跟骨间韧带
28	距下关节
29	跟骨
30	跟骨结节

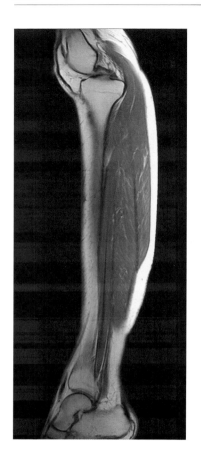

头侧

腹侧 ☐ 背侧

远侧

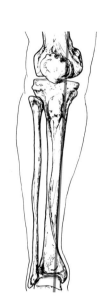

1   股四头肌肌腱
2   腘动脉与静脉
3   髌骨
4   腓肠肌(外侧头)
5   股骨

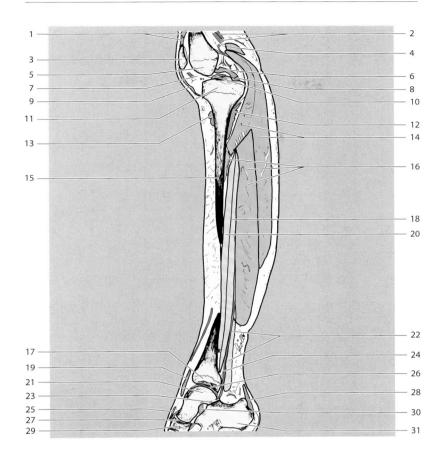

6	后交叉韧带
7	髌下脂肪垫
8	内侧半月板(后角)
9	髌腱
10	前交叉韧带
11	胫骨(头)
12	腘肌
13	鹅足肌腱
14	腓肠肌(内侧头)
15	胫骨(干)
16	比目鱼肌
17	胫骨
18	胫骨后肌
19	胫骨前肌(肌腱)
20	趾长屈肌
21	距骨
22	蹞长屈肌
23	距下关节
24	胫后动脉、静脉与胫神经
25	趾长伸肌(肌腱)
26	踝关节
27	距舟关节
28	跟腱
29	足舟骨
30	距跟骨间韧带
31	跟骨

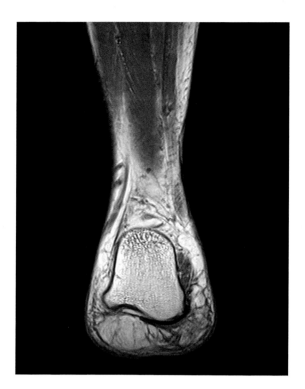

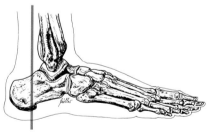

近侧

外侧 ☐ 内侧

足底侧

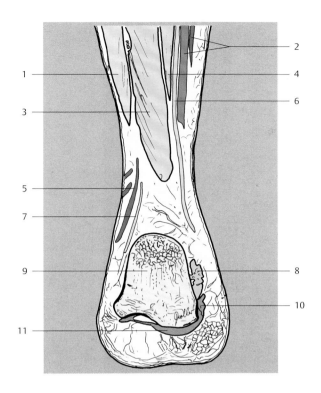

1	腓骨短肌	7	腓肠神经
2	胫后动脉与静脉	8	足底方肌
3	踇长屈肌	9	跟骨
4	趾长屈肌	10	踇展肌(肌腱)
5	小隐静脉	11	足底腱膜
6	胫神经		

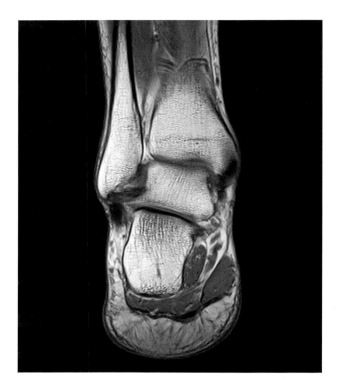

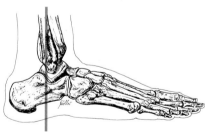

近侧

外侧 ☐ 内侧

足底侧

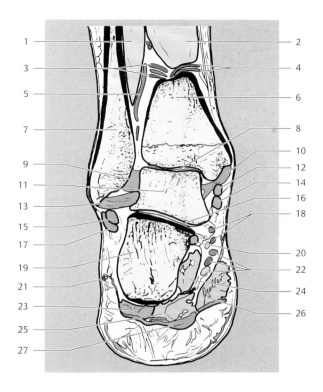

1 蹋长屈肌	15 腓骨短肌(肌腱)
2 胫骨后肌	16 距下关节
3 腓动脉与静脉(交通支)	17 腓骨长肌(肌腱)
4 胫后动脉与静脉(交通支)	18 足底内侧动脉、静脉与神经
5 腓动脉	19 跟骨
6 胫骨	20 蹋长屈肌(肌腱)
7 腓骨	21 腓肠神经及伴行血管
8 踝关节	22 足底外侧动脉、静脉与神经
9 背侧囊	23 小趾展肌
10 三角韧带	24 足底方肌
11 距骨	25 趾短屈肌
12 胫骨后肌(肌腱)	26 蹋展肌
13 距腓后韧带	27 足底腱膜
14 趾长屈肌(肌腱)	

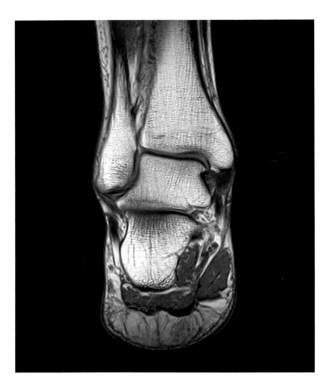

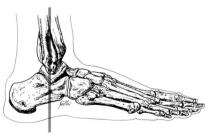

近側

外側 □ 内側

足底側

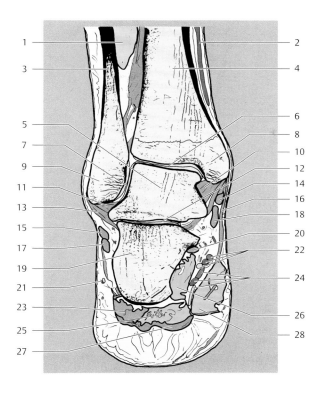

1	姆长屈肌	15	腓骨短肌(肌腱)
2	大隐静脉	16	屈肌支持带
3	腓骨	17	腓骨长肌(肌腱)
4	胫骨	18	趾长屈肌(肌腱)
5	距骨	19	跟骨
6	踝关节	20	姆长屈肌(肌腱)
7	距腓关节	21	腓肠神经及伴行血管
8	内踝	22	足底内侧动脉、静脉与神经
9	外踝	23	小趾展肌
10	三角韧带(胫距后部)	24	足底外侧动脉、静脉与神经
11	距腓后韧带	25	趾短屈肌
12	距下关节	26	足底方肌
13	跟腓韧带	27	足底腱膜
14	胫骨后肌(肌腱)	28	姆展肌

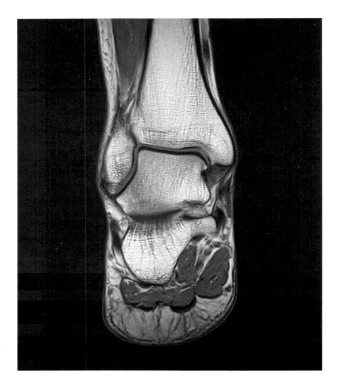

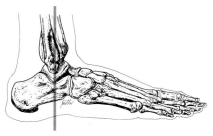

近侧

外侧 ☐ 内侧

足底侧

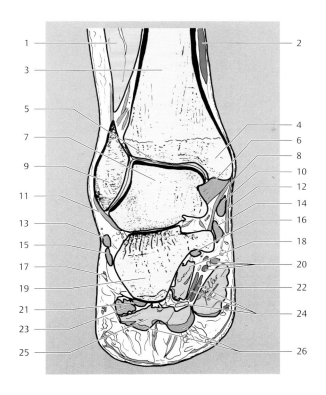

1	趾长伸肌	14	趾长屈肌(肌腱)
2	大隐静脉	15	腓骨长肌(肌腱)
3	胫骨	16	姆长屈肌(肌腱)
4	内踝	17	腓肠神经及伴行血管
5	踝关节	18	足底方肌
6	三角韧带(胫距后部)	19	跟骨
7	距骨	20	足底内侧动脉、静脉与神经
8	三角韧带(胫跟部)	21	足底长韧带
9	腓骨(外踝)	22	姆展肌
10	胫后肌(肌腱)	23	小趾展肌
11	跟腓韧带	24	足底外侧动脉、静脉与神经
12	屈肌支持带	25	趾短屈肌
13	腓骨短肌(肌腱)	26	足底腱膜

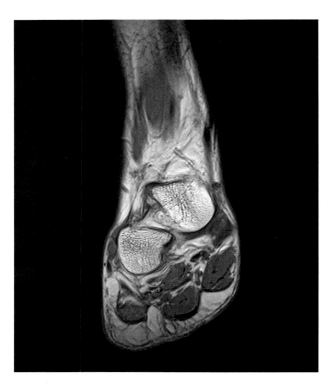

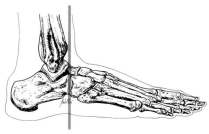

近侧

外侧 〔　〕 内侧

足底侧

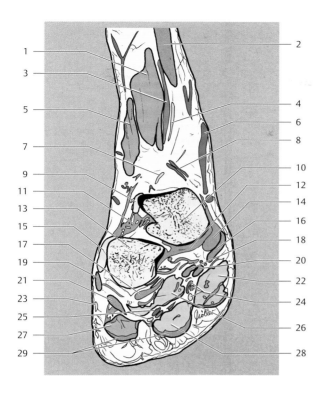

1	蹞长伸肌
2	胫骨前肌(肌腱)
3	胫前动脉
4	腓深神经
5	趾长伸肌
6	大隐静脉
7	腓深神经(皮支)
8	跗骨动脉(内侧支)
9	蹞短伸肌(肌腱)
10	距骨
11	距跟骨间韧带
12	跟舟足底韧带
13	跟骨
14	三角韧带(胫舟部)
15	趾短伸肌
16	胫骨后肌(肌腱)
17	足底长韧带
18	蹞长屈肌(肌腱)
19	腓骨短肌(肌腱)
20	趾长屈肌(肌腱)
21	腓骨长肌(肌腱)
22	蹞展肌
23	背外侧皮神经
24	足底内侧动脉、静脉与神经
25	足底外侧动脉、静脉与神经
26	足底方肌
27	小趾展肌
28	趾短屈肌
29	足底腱膜

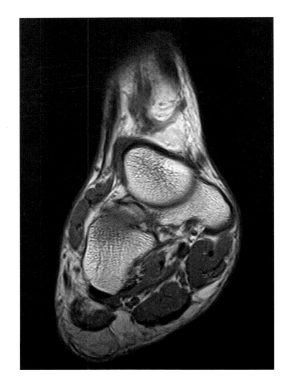

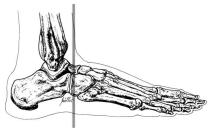

近侧

外侧 □ 内侧

足底侧

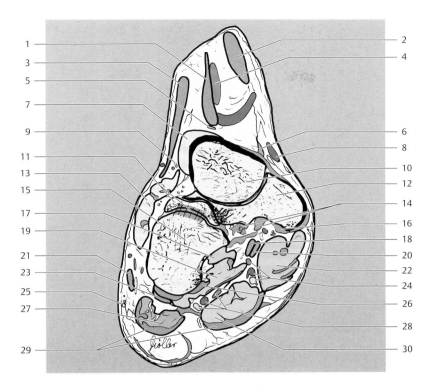

1	蹈长伸肌(肌腱)	16	胫骨后肌(肌腱)
2	胫骨前肌(肌腱)	17	蹈收肌(斜头)
3	趾长伸肌(肌腱)	18	蹈长屈肌(肌腱)
4	胫前动脉	19	足底方肌
5	腓深神经(内侧支)	20	趾长屈肌(肌腱)
6	三角韧带(胫距前部)	21	腓骨短肌(肌腱)
7	蹈短伸肌	22	蹈展肌
8	大隐静脉	23	腓骨长肌(肌腱)
9	腓深神经(外侧支)	24	足底内侧动脉、静脉与神经
10	距骨	25	背外侧皮神经
11	跟骨与分歧韧带	26	足底长韧带
12	舟骨	27	小趾展肌
13	趾短伸肌	28	足底外侧动脉、静脉与神经
14	跟舟足底韧带	29	足底腱膜
15	骰骨	30	趾短屈肌

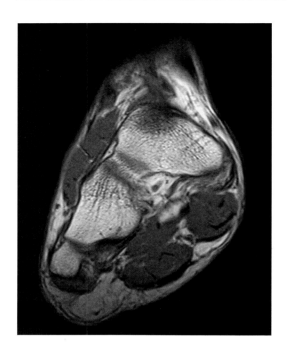

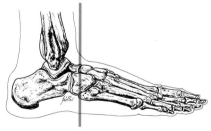

足背侧

外侧 ☐ 内侧

足底侧

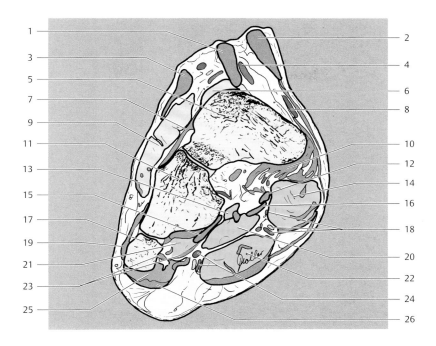

1	踇长伸肌(肌腱)	14	踇展肌
2	胫骨前肌(肌腱)	15	腓骨长肌(肌腱)
3	趾长伸肌(肌腱)	16	趾长屈肌(肌腱)
4	胫前动脉	17	第 5 跖骨(基底部)
5	足舟骨	18	足底内侧动脉、静脉与神经
6	踇短伸肌	19	腓骨短肌(肌腱)
7	跗骨背侧韧带	20	足底方肌
8	大隐静脉	21	骨间肌
9	趾短伸肌	22	趾短屈肌
10	胫骨后肌(肌腱)	23	足底长韧带
11	骰骨	24	足底外侧动脉、静脉与神经
12	踇长屈肌(肌腱)	25	小趾展肌
13	踇收肌(斜头)	26	足底腱膜

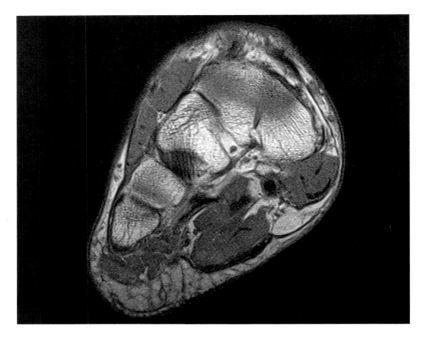

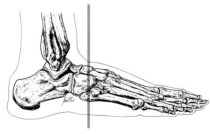

足背侧

外侧 ☐ 内侧

足底侧

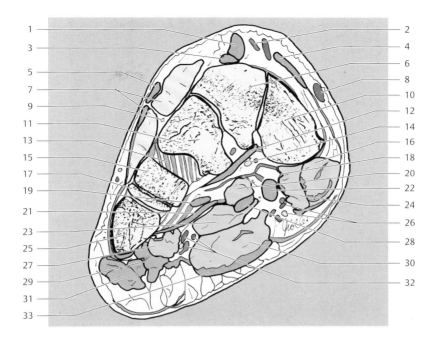

1	踇长伸肌(肌腱)	18	足底内侧隔
2	胫前动脉	19	腓骨长肌(肌腱)
3	踇短伸肌(肌腱)	20	踇收肌(斜头)与足底深弓
4	胫骨前肌(肌腱)	21	足底长韧带
5	趾长伸肌(肌腱)	22	踇长屈肌(肌腱)
6	中间楔骨	23	足底方肌
7	趾短伸肌	24	踇短屈肌
8	大隐静脉	25	第 5 跖骨(基底部)
9	腓深神经(外侧支)	26	足底内侧动脉、静脉与神经
10	内侧楔骨	27	骨间肌
11	外侧楔骨	28	趾长屈肌(肌腱)
12	胫骨后肌(肌腱附着处)	29	小趾短屈肌
13	跗骨背侧韧带	30	趾短屈肌
14	足底外侧神经(深支)	31	小趾展肌
15	骰骨	32	足底外侧动脉、静脉与神经
16	踇展肌	33	足底腱膜
17	第 4 跖骨(基底部)		

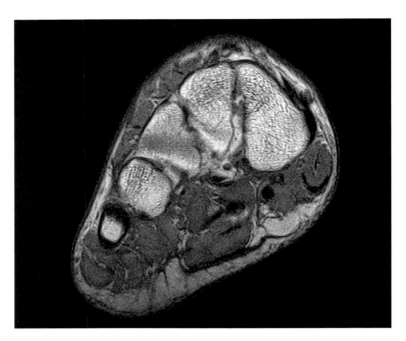

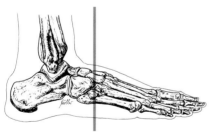

足背侧

外侧 ☐ 内侧

足底侧

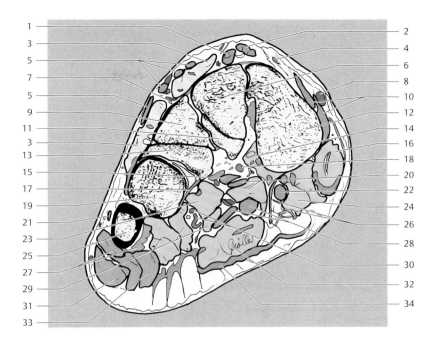

1	踇短伸肌(肌腱)
2	踇長伸肌(肌腱)
3	趾短伸肌
4	脛前動脈
5	趾長伸肌(肌腱)
6	中間楔骨
7	腓深神經(外側支)
8	大隱靜脈
9	外側楔骨
10	脛骨前肌(肌腱)
11	第2蹠骨(基底部)
12	內側楔骨
13	第3蹠骨(基底部)
14	踇短屈肌(外側頭)
15	腓骨長肌(肌腱)
16	踇展肌
17	足底長韌帶
18	足底深弓
19	第4蹠骨(基底部)
20	踇收肌(斜頭和肌腱)
21	小趾短伸肌(肌腱)
22	踇長屈肌(肌腱)
23	踇短屈肌(外側頭)
24	踇短屈肌(內側頭)
25	第5蹠骨(基底部)
26	足底內側動脈、靜脈與神經(淺支)
27	小趾對掌肌
28	趾長屈肌(肌腱)
29	骨間肌
30	足底外側動脈、靜脈與神經
31	小趾展肌
32	趾短屈肌
33	小趾短屈肌
34	足底腱膜

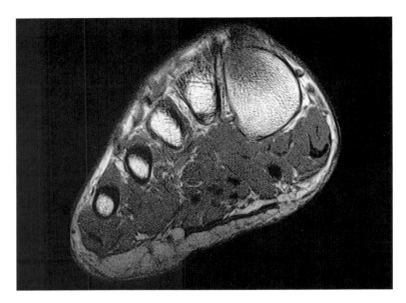

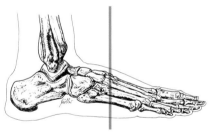

足背侧

外侧 □ 内侧

足底侧

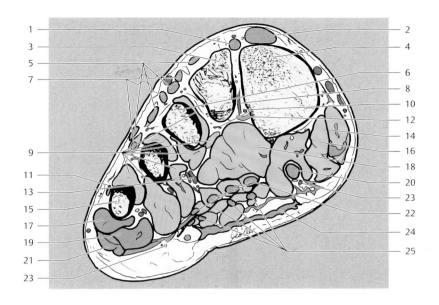

1	踇短伸肌(肌腱)	14	踇展肌
2	踇长伸肌(肌腱)	15	第 5 跖骨(基底部)
3	第 2 跖骨(基底部)	16	踇短屈肌(外侧头)
4	第 1 跖骨(基底部)	17	小趾对掌肌
5	趾长伸肌(肌腱)	18	踇收肌(斜头)
6	第 3 跖骨(基底部)	19	小趾短屈肌
7	趾短伸肌(肌腱)	20	踇长屈肌(肌腱)
8	足心动脉	21	小趾展肌
9	骨间肌	22	趾长屈肌(和肌腱)
10	第 1 骨间背侧肌(穿静脉)	23	趾足底固有动脉
11	小趾短伸肌(肌腱)	24	足底腱膜
12	腓侧长肌(附着处)	25	趾短屈肌(和肌腱)
13	足底外侧神经(深支)与足		
	心动脉		

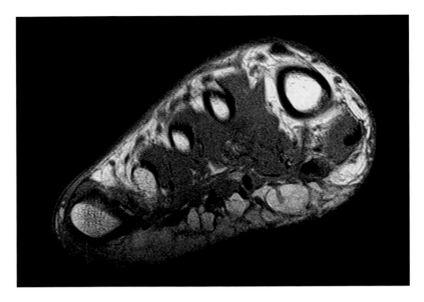

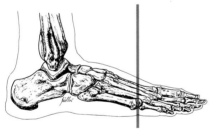

足背侧

外侧 ☐ 内侧

足底侧

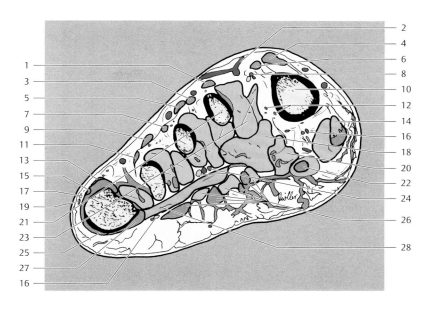

1	第 2 趾长伸肌(肌腱)
2	足背静脉弓
3	第 2 趾短伸肌(肌腱)
4	踇长伸肌(肌腱)
5	第 3 趾长伸肌(肌腱)
6	踇短伸肌(肌腱)
7	第 3 趾短伸肌(肌腱)
8	跖背动脉与静脉
9	第 4 趾长伸肌(肌腱)
10	第 1 跖骨
11	第 4 趾短伸肌(肌腱)
12	跖足底动脉与静脉(第 1 骨间背侧肌穿支)
13	第 5 趾长伸肌(肌腱)
14	踇展肌
15	第 5 趾短伸肌(肌腱)

16	趾足底固有动脉、静脉与神经
17	趾背侧皮神经
18	踇收肌(斜头)
19	小隐静脉
20	踇短屈肌(外侧头)
21	距骨
22	踇长屈肌(肌腱)
23	骨间足底肌与骨间背侧肌
24	足底外侧神经(深支)与足心动脉
25	小趾展肌(附着处)
26	趾长屈肌与趾短屈肌(肌腱)
27	小趾短伸肌(肌腱)
28	踇收肌(横头)

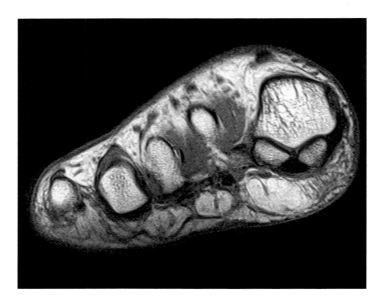

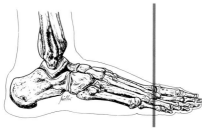

足背侧

外侧 □ 内侧

足底侧

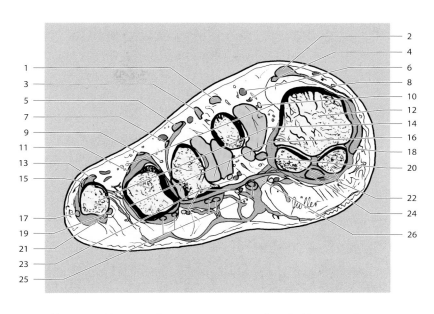

1	第 2 趾长伸肌(肌腱)	15	小趾短伸肌(肌腱)
2	踇长伸肌(肌腱)	16	骨间背侧肌和骨间足底肌
3	第 2 趾短伸肌(肌腱)	17	小趾展肌(肌腱附着处)
4	踇短伸肌(肌腱)	18	踇展肌(肌腱)
5	第 3 趾长伸肌(肌腱)	19	小趾长屈肌(肌腱)
6	跖背动脉与静脉	20	踇收肌(肌腱)
7	第 3 趾短伸肌(肌腱)	21	小趾短屈肌(肌腱)
8	第 1 足背内侧皮神经	22	籽骨
9	第 4 趾长伸肌(肌腱)	23	趾足底固有动脉、静脉与神经
10	趾背神经	24	踇长屈肌(肌腱)
11	第 4 趾短伸肌(肌腱)	25	趾长屈肌与趾短屈肌 (肌腱)
12	第 1 跖骨(头)	26	踇收肌(横头)
13	小趾长伸肌(肌腱)		
14	第 2~5 跖骨		

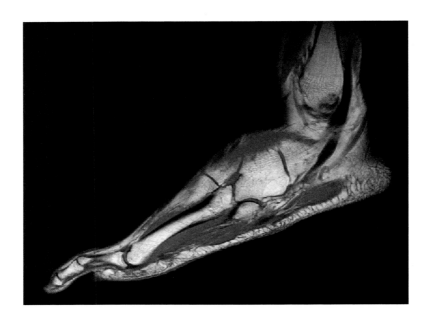

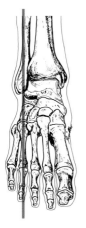

近侧/
足背侧

前侧 ☐ 后侧

远侧/
足底侧

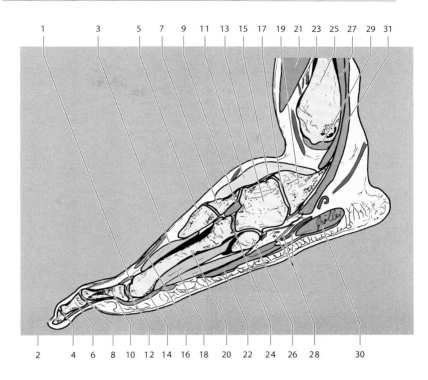

1 跖骨背侧韧带	17 跟骰关节
2 第 4 远节趾骨	18 骨间足底肌
3 骨间背侧肌	19 跟骨
4 第 4 远端趾间关节	20 第 4 跖骨
5 第 3 跖骨(基底部)	21 趾长伸肌
6 第 4 中节趾骨	22 小趾短屈肌
7 外侧楔骨	23 外踝前动脉
8 第 4 近端趾间关节	24 第 4 跗跖关节
9 楔骰骨间韧带	25 腓骨
10 第 4 近节趾骨	26 第 5 跖骨(基底部)
11 趾短伸肌	27 腓骨短肌(肌腱)
12 第 4 跖趾关节	28 足底外侧动脉、静脉与神经
13 骰骨	29 跟腓韧带
14 趾长屈肌(肌腱)	30 小趾展肌
15 分歧韧带	31 腓骨长肌(肌腱)
16 趾伸肌(肌腱)	

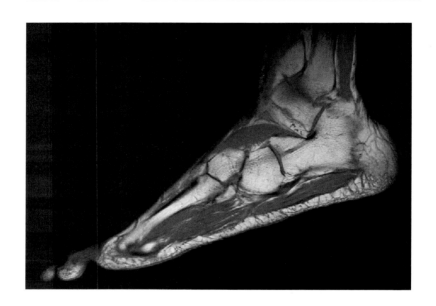

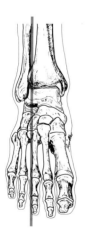

近侧/
足背侧

前侧 □ 后侧

远侧/
足底侧

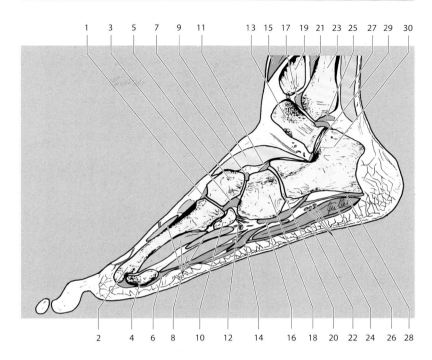

1 跖骨背侧韧带	17 距腓前韧带
2 第 3 跖骨	18 骰骨
3 楔骰骨间韧带	19 胫骨
4 第 4 跖骨(头)	20 跟骰关节
5 外侧楔骨	21 胫腓联合韧带（胫腓前韧带）
6 趾长屈肌(肌腱)	
7 跗骨背侧韧带	22 足底腱膜
8 骨间背侧肌与骨间足底肌	23 腓骨
9 趾短伸肌	24 足底外侧动脉、静脉与神经
10 第 4 跖骨(基底部)	25 距腓后韧带
11 分歧韧带	26 小趾展肌
12 足底深弓	27 腓骨短肌
13 距骨	28 足底长韧带
14 小趾短屈肌	29 距下关节
15 趾长伸肌	30 跟骨
16 腓骨长肌(肌腱)	

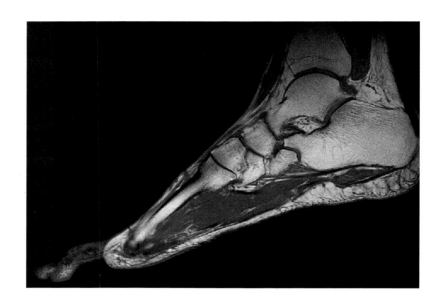

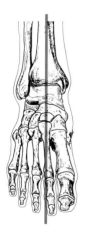

近侧/
足背侧

前侧 ☐ 后侧

远侧/
足底侧

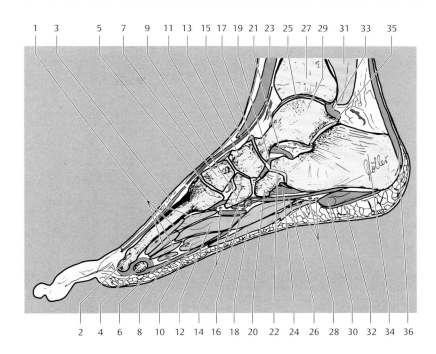

1 骨间肌	19 分歧韧带
2 第 2 跖骨	20 骰骨
3 第 2 趾伸肌(肌腱)	21 距跟骨间韧带
4 第 2 跖骨(头)	22 跟骰关节
5 第 2 跗跖关节	23 趾长伸肌
6 趾长屈肌(肌腱)	24 跟舟足底韧带
7 中间楔骨	25 踝关节
8 蹬收肌(横头)	26 足底长韧带
9 外侧楔骨	27 胫骨
10 蚓状肌	28 足底外侧动脉、静脉与神经
11 跗骨背侧韧带	29 距骨
12 蹬收肌(斜头)	30 小趾展肌
13 足舟骨	31 蹬长屈肌
14 足底深弓	32 足底腱膜
15 足背动脉	33 距腓后韧带
16 腓骨长肌(肌腱)	34 跟骨
17 距舟背侧韧带	35 距下关节
18 趾短屈肌	36 跟腱

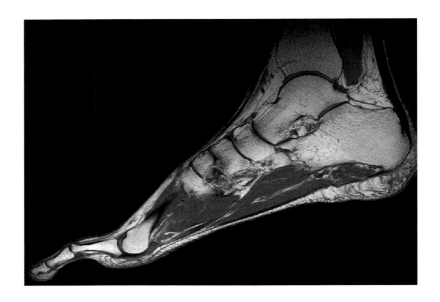

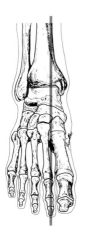

近侧/
足背侧

前侧 ☐ 后侧

远侧/
足底侧

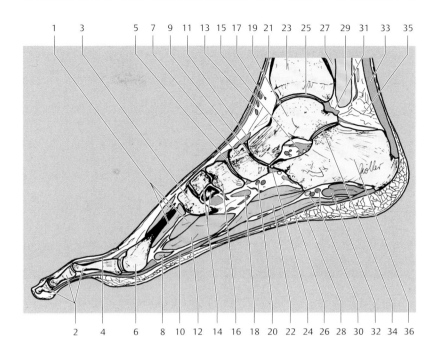

1 骨间肌	19 距骨
2 第 2 近节、中节和远节趾骨	20 足底深弓
3 第 1 跖骨(基底部)	21 踇长伸肌(肌腱)
4 趾伸肌(肌腱)	22 足底方肌
5 楔舟关节	23 胫骨
6 第 2 跖骨(头)	24 跟舟足底韧带
7 足舟骨	25 踝关节
8 踇收肌(横头)	26 趾短屈肌
9 距舟关节	27 胫骨后肌
10 趾长屈肌(肌腱)	28 足底腱膜
11 距舟韧带	29 踇长屈肌
12 踇收肌(斜头)	30 足底外侧动脉、静脉与神经
13 跗骨内侧动脉	31 距腓后韧带
14 内侧楔骨	32 小趾展肌
15 距跟骨间韧带	33 跟腱
16 中间楔骨	34 距下关节
17 内踝前动脉	35 跟腱前脂肪垫
18 腓骨长肌(肌腱)	36 跟骨

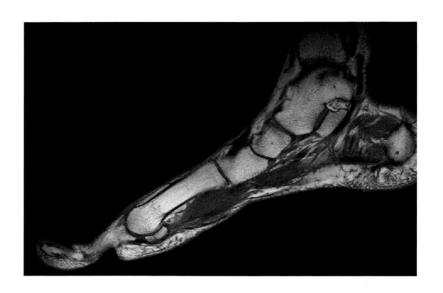

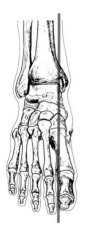

近侧/
足背侧

前侧 □ 后侧

远侧/
足底侧

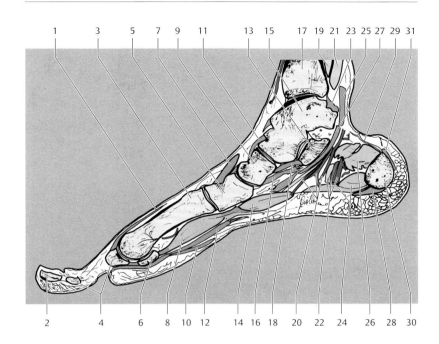

1	蹬长伸肌(肌腱)
2	第 1 远节趾骨
3	第 1 跖骨
4	第 1 近节趾骨
5	内侧楔骨
6	籽骨
7	胫骨前肌(肌腱)
8	蹬短屈肌(外侧头)
9	足舟骨
10	足底腱膜
11	距舟韧带
12	蹬长屈肌(肌腱)
13	跟骨
14	蹬短屈肌(内侧头)
15	距骨
16	胫骨后肌(肌腱)

17	胫骨
18	跟舟足底韧带
19	胫骨后肌
20	足底内侧动脉、静脉与神经
21	趾长屈肌
22	足底外侧动脉、静脉与神经
23	三角韧带(胫距后部)
24	蹬展肌
25	蹬长屈肌(肌腱)
26	足底方肌
27	趾长屈肌(肌腱)
28	足底腱膜
29	跟骨血管吻合
30	跟骨(结节)
31	跟腱

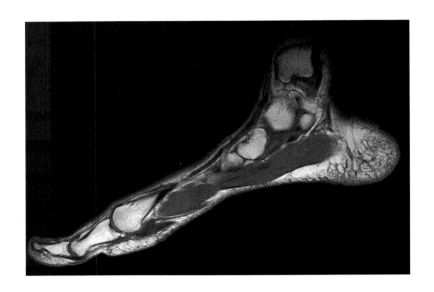

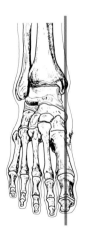

近侧/
足背侧

前侧 ☐ 后侧

远侧/
足底侧

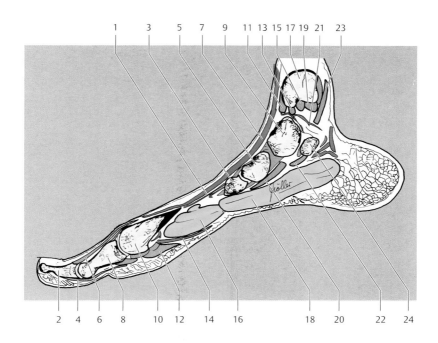

1	跗骨内侧动脉	13	三角韧带(胫舟部)
2	第1远节趾骨	14	足底内侧动脉与神经(浅支)
3	内侧楔骨	15	三角韧带(胫跟部)
4	踇长屈肌(肌腱)	16	踇短屈肌
5	足舟骨	17	胫骨(内踝)
6	踇长伸肌(肌腱)	18	踇展肌
7	足背静脉(至大隐静脉)	19	三角韧带(胫距后部)
8	第1近节趾骨	20	胫骨后肌(肌腱)
9	距骨	21	胫后动脉(内踝支)
10	第1跖骨(头)	22	踇长屈肌(肌腱)
11	三角韧带(胫距前部)	23	趾长屈肌(肌腱)
12	足底腱膜	24	跟骨

动脉
神经
静脉
骨
脂肪组织
软骨
肌腱
椎间盘、椎间软骨
液体、脑脊液
淋巴结
食管
肝、腺体
气体

竖脊肌（外侧束）

髂肋肌
最长肌
头夹肌、颈夹肌
横突间肌
肋长提肌、肋短提肌

竖脊肌（内侧束）

脊柱系统：棘突间肌肉
胸棘肌、颈棘肌、头棘肌
横向脊柱系统：长回旋肌与短
　　回旋肌
颈多裂肌、胸多裂肌、腰多裂肌
头半棘肌、颈半棘肌、胸半棘肌
腓骨肌

头、颈关节短肌群

头后大直肌、头后小直肌
头上斜肌、头下斜肌

颈部椎前肌群

头长肌、颈长肌
头外侧直肌、头前直肌

胸廓肌肉

肋间外肌、肋间内肌、肋间最内
　　肌
胸横肌
肋下肌
前斜角肌、中斜角肌、小斜角
　　肌、后斜角肌

躯干–肩带–臂肌肉

大菱形肌、小菱形肌
胸锁乳突肌
肩胛提肌
前锯肌
胸大肌、胸小肌
斜方肌
背阔肌

躯干–腿–腹部肌肉

腰肌
腰方肌
梨状肌
臀中肌

面部肌肉和腹侧颈部肌肉

二腹肌
茎突舌骨肌
胸骨舌骨肌

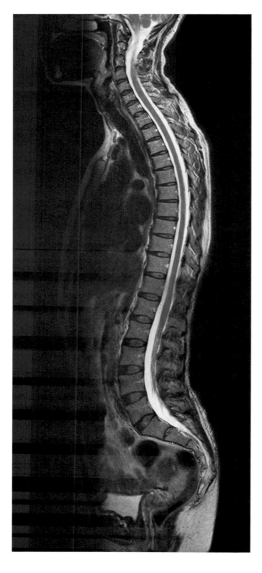

头侧

腹侧 □ 背侧

尾侧

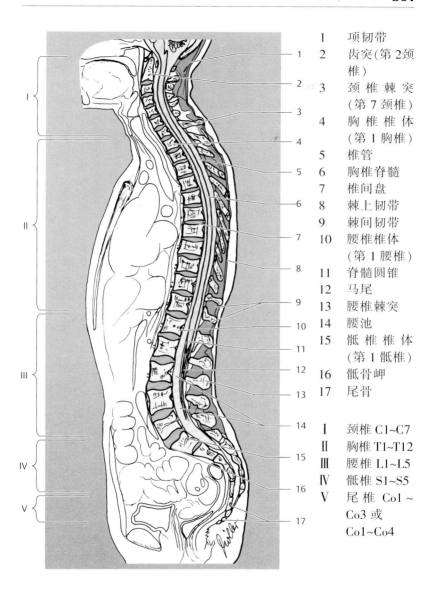

1　项韧带
2　齿突(第2颈椎)
3　颈椎棘突(第7颈椎)
4　胸椎椎体(第1胸椎)
5　椎管
6　胸椎脊髓
7　椎间盘
8　棘上韧带
9　棘间韧带
10　腰椎椎体(第1腰椎)
11　脊髓圆锥
12　马尾
13　腰椎棘突
14　腰池
15　骶椎椎体(第1骶椎)
16　骶骨岬
17　尾骨

I　颈椎 C1~C7
II　胸椎 T1~T12
III　腰椎 L1~L5
IV　骶椎 S1~S5
V　尾椎 Co1~Co3 或 Co1~Co4

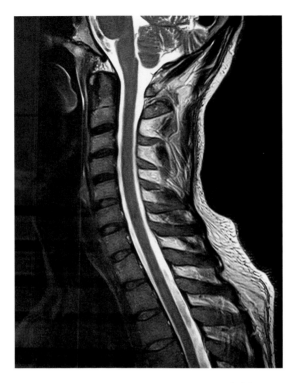

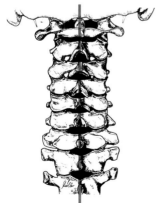

头侧

腹侧 ☐ 背侧

尾侧

1　枕骨大孔
2　斜方肌(降部)
3　覆膜

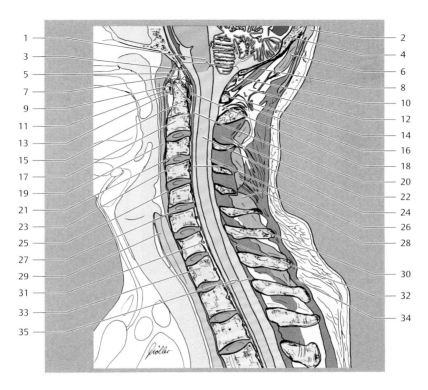

4	枕骨（枕内隆起）	20	后纵韧带
5	寰枕前膜	21	第 3 颈椎下终板
6	头半棘肌	22	棘间韧带
7	齿突尖韧带	23	第 4 颈椎上终板
8	头后小直肌	24	颈髓
9	纵束	25	前纵韧带
10	寰枕后膜	26	髓前与髓后蛛网膜下隙
11	寰椎（前弓）	27	椎间盘
12	枕骨下脂肪组织	28	棘间肌
13	寰枢正中关节	29	食管
14	寰椎（后弓）	30	第 7 颈椎棘突
15	枢椎（齿突）	31	椎体静脉
16	颈深静脉	32	黄韧带
17	枢椎（椎体）	33	第 1 胸椎椎体
18	寰椎横韧带	34	棘上韧带
19	头长肌	35	骨性椎管

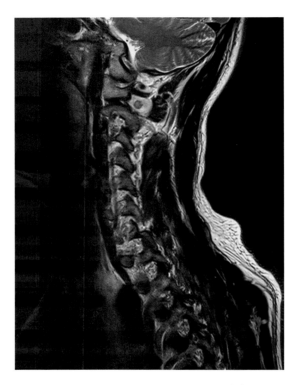

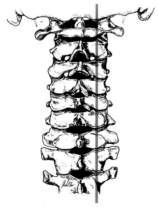

头侧

腹侧 □ 背侧

尾侧

1   椎动脉
2   枕骨
3   枕骨髁
4   头半棘肌
5   寰枕关节
6   头后小直肌

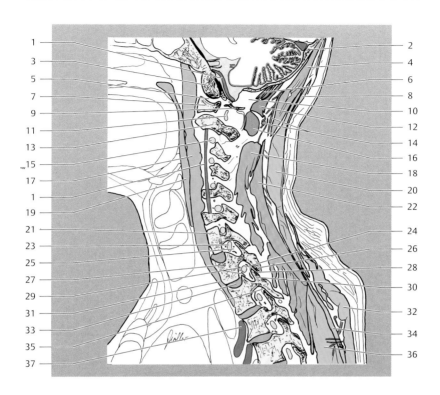

7	寰椎(侧块)
8	斜方肌(降部)
9	寰椎(后弓)
10	枕骨下脂肪组织
11	第 2 颈椎脊神经
12	头后大直肌
13	枢椎(椎体)
14	颈深静脉
15	第 3 颈椎脊神经节
16	头下斜肌
17	头长肌
18	颈棘肌与多裂肌
19	腭咽肌
20	头夹肌
21	第 7 颈椎椎体
22	颈半棘肌

23	第 8 颈椎脊神经节
24	第 1 胸椎脊神经节
25	椎间孔
26	下关节突
27	第 1 胸椎椎体
28	关节突关节
29	肋间后动脉(脊髓与根背侧支)
30	上关节突
31	颈长肌
32	斜方肌(横部)
33	椎间盘
34	菱形肌
35	黄韧带
36	颈夹肌
37	肋间后静脉

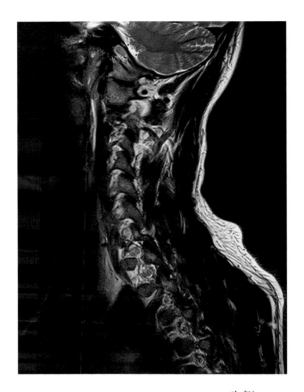

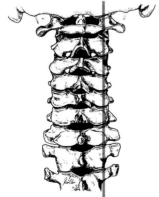

头侧

腹侧 ☐ 背侧

尾侧

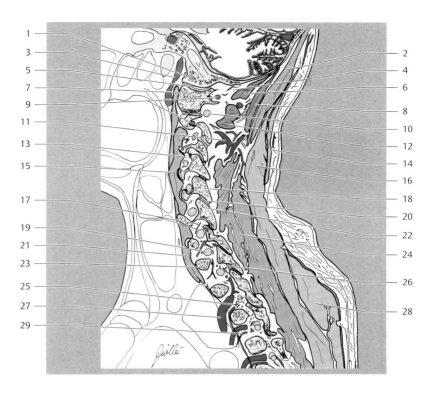

1	枕骨髁	16	头夹肌
2	头半棘肌	17	椎动脉(脊髓与根支)
3	颈内动脉	18	下关节突
4	枕骨下脂肪组织	19	第 8 颈椎脊神经节
5	寰枕关节	20	关节突关节
6	头后小直肌	21	颈长肌
7	寰椎(侧块)	22	上关节突
8	头后大直肌	23	第 1 胸椎椎体
9	椎动脉	24	颈棘肌与多裂肌
10	第 2 颈椎脊神经	25	肋间后动脉(脊髓与根背侧支)
11	颈深静脉	26	黄韧带
12	头下斜肌	27	肋间后静脉
13	椎间孔	28	斜方肌(横头)
14	斜方肌(降部)	29	肋间后动脉(背侧支)
15	头长肌		

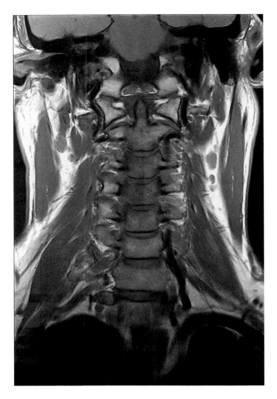

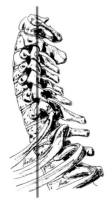

头侧

右侧 □ 左侧

尾侧

1	外耳道
2	茎乳孔
3	椎静脉
4	颈内静脉
5	枕骨髁
6	乳突
7	腮腺
8	头外侧直肌
9	寰枕关节

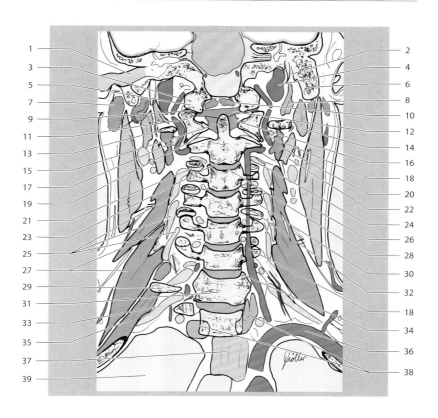

10	覆膜	25	<u>颈丛</u>
11	寰椎 (侧块)	26	胸锁乳突肌
12	横韧带	27	中斜角肌
13	寰椎 (横突)	28	椎间盘 (C2/C3)
14	二腹肌 (后腹)	29	第 7 颈椎横突
15	枢椎 (齿突)	30	第 4 颈椎上关节突
16	翼状韧带	31	第 7 颈椎椎体
17	第 2 颈椎脊神经	32	下关节突
18	椎动脉	33	第 8 颈椎脊神经
19	寰枢外侧关节	34	第 7 颈椎钩突
20	头下斜肌	35	后斜角肌
21	关节突关节	36	锁骨下动脉
22	肩胛提肌	37	食管
23	枢椎 (椎体)	38	颈长肌
24	第 3 颈椎脊神经节	39	肺

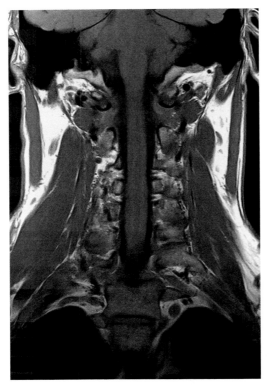

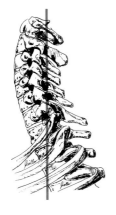

头侧

右侧 ☐ 左侧

尾侧

1	延髓
2	乙状窦
3	乳突
4	枕骨大孔
5	椎动脉
6	头夹肌

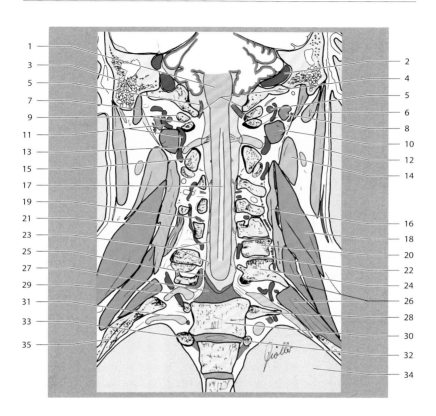

7	二腹肌(后腹)	21	颈半棘肌
8	头上斜肌	22	关节突关节
9	寰椎(后弓)	23	椎管内脑脊液
10	头下斜肌	24	第7颈椎上关节突
11	椎静脉	25	硬脊膜
12	胸锁乳突肌	26	后斜角肌
13	第2颈椎脊神经节	27	后纵韧带
14	肩胛提肌	28	第1肋(颈)
15	枢椎(椎弓)	29	第8颈椎脊神经
16	颈夹肌	30	第1胸椎椎体
17	脊髓(颈髓及中央管)	31	第1胸椎脊神经
18	中斜角肌	32	椎间盘
19	肋间后动脉(脊髓与根背侧支)	33	第2肋(头)
20	第6颈椎下关节突	34	左肺
		35	第1肋(体)

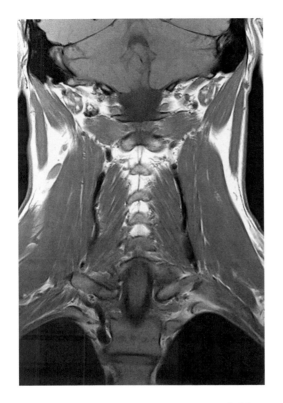

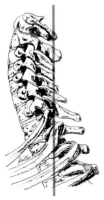

头侧

右侧 ☐ 左侧

尾侧

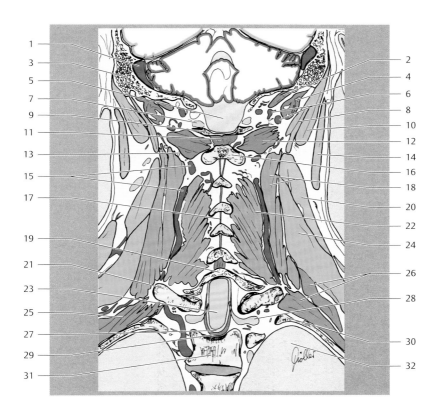

1	乙状窦	17	棘间韧带
2	头后大直肌	18	颈半棘肌
3	乳突	19	第 7 颈椎椎弓
4	头上斜肌	20	肩胛提肌
5	小脑延髓池	21	第 1 肋 (颈与结节)
6	枕下静脉丛	22	颈棘肌与多裂肌
7	枕下神经	23	胸髓
8	头最长肌	24	颈夹肌
9	寰椎 (后弓)	25	肋间肌
10	头夹肌	26	后斜角肌
11	项韧带	27	椎管内脑脊液
12	头下斜肌	28	第 1 胸椎脊神经节
13	枕大神经	29	硬脊膜与后纵韧带
14	胸锁乳突肌	30	第 2 肋
15	颈深静脉	31	第 2 胸椎椎体
16	第 2 颈椎棘突	32	左肺

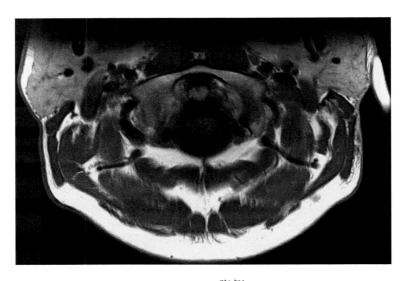

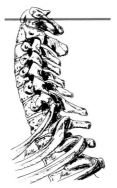

腹侧

右侧 ☐ 左侧

背侧

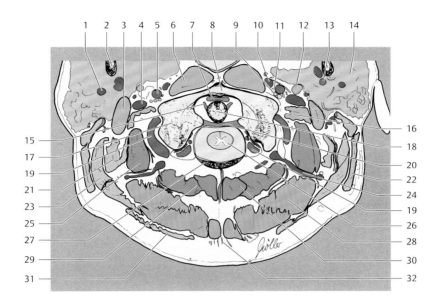

1	下颌后静脉
2	下颌骨
3	二腹肌(后腹)
4	颈内静脉
5	颈内动脉
6	头长肌
7	寰枢正中关节
8	寰椎(前弓)
9	舌下神经(XII)
10	翼静脉丛
11	迷走神经(X)
12	茎突舌骨肌
13	上颌动脉(下颌部)
14	腮腺
15	翼状韧带
16	头外侧直肌
17	寰椎(侧块)

18	枢椎齿突
19	椎动脉
20	寰椎十字韧带[纵束(中央部)与寰椎横韧带(外侧部)]
21	头最长肌
22	胸锁乳突肌
23	头夹肌
24	颈深静脉
25	头上斜肌
26	脊髓
27	寰椎(后弓)
28	头半棘肌
29	头后大直肌
30	头后小直肌
31	斜方肌
32	项韧带

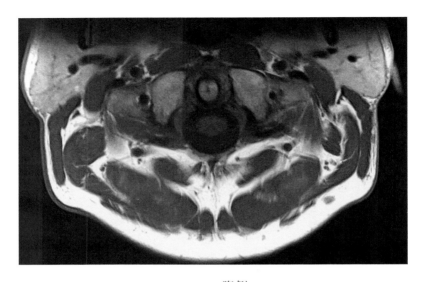

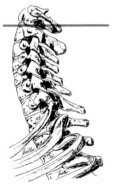

腹侧

右侧 ☐ 左侧

背侧

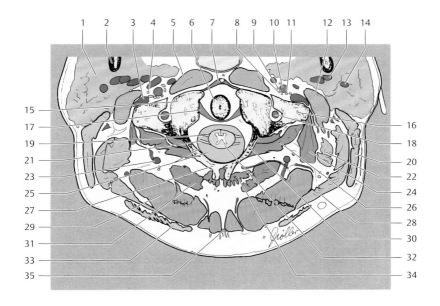

1 腮腺
2 下颌(支)
3 颈内静脉
4 舌咽神经(Ⅸ)
5 头长肌
6 枢椎齿突
7 前纵韧带
8 迷走神经(Ⅹ)
9 舌下神经(Ⅻ)
10 颈内动脉
11 副神经(Ⅺ)
12 二腹肌(后腹)
13 上颌动脉(下颌部)
14 下颌后静脉
15 寰椎(侧块)
16 寰椎(横突)
17 寰椎横韧带
18 椎动脉
19 前根
20 胸锁乳突肌
21 后根
22 头最长肌
23 颈深静脉
24 头上斜肌
25 硬脊膜与脑脊液(蛛网膜下隙)
26 头下斜肌
27 棘突
28 头夹肌
29 头半棘肌
30 寰椎(后弓)
31 头后大直肌
32 脊髓
33 斜方肌
34 头后小直肌
35 项韧带

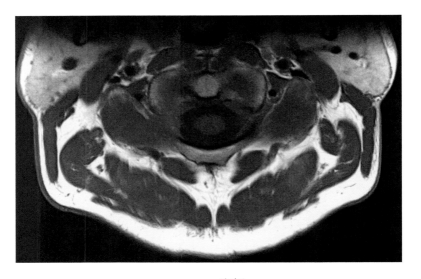

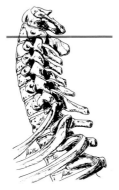

腹侧

右侧 ☐ 左侧

背侧

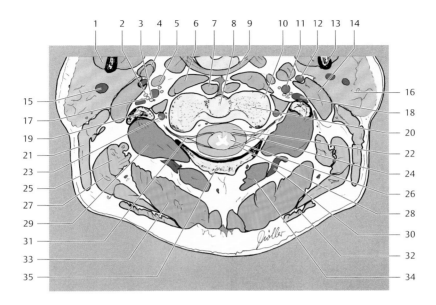

1 翼内肌	19 寰椎(横突)
2 迷走神经(Ⅹ)	20 枢椎(椎体)
3 副神经(Ⅺ)	21 胸锁乳突肌
4 茎突舌肌	22 髓前蛛网膜下隙
5 茎突咽肌	23 椎动脉
6 头长肌	24 第 2 颈椎脊神经前根
7 颈长肌	25 头最长肌
8 枢椎(椎体)	26 脊髓
9 咽上缩肌	27 头夹肌
10 寰椎(关节突)	28 第 2 颈椎脊神经后根
11 颈内动脉	29 头下斜肌
12 颈外动脉	30 颈深静脉
13 下颌(支)	31 脊神经节(神经根)
14 二腹肌(后腹)	32 斜方肌
15 下颌后静脉	33 头半棘肌
16 腮腺	34 头后大直肌
17 舌下神经(Ⅻ)	35 枢椎(后弓)
18 颈内静脉	

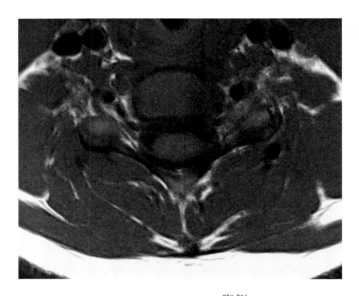

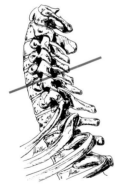

腹侧

右侧 ☐ 左侧

背侧

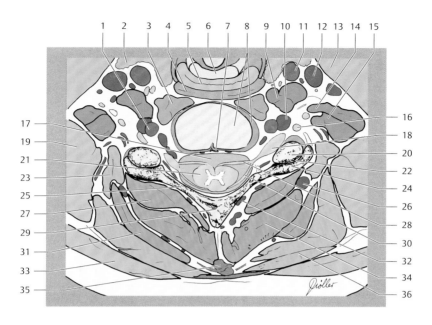

1 椎动脉	19 肩胛提肌
2 甲状腺	20 上关节突
3 颈长肌	21 脊髓
4 咽上缩肌	22 关节突关节
5 食管	23 颈最长肌
6 环状软骨	24 下关节突
7 椎体静脉	25 第 5 颈椎椎体后弓 (椎板)
8 第 5 颈椎椎体与 C5/C6 椎间隙	26 颈深静脉
9 前斜角肌	27 颈棘肌与多裂肌
10 椎静脉	28 第 6 颈椎前根
11 颈总动脉	29 棘突
12 颈内静脉	30 第 6 颈椎后根
13 胸锁乳突肌	31 头半棘肌
14 中斜角肌	32 椎外后静脉丛
15 后斜角肌	33 斜方肌
16 第 5 颈椎脊神经	34 颈半棘肌
17 髓前蛛网膜下隙	35 项韧带
18 脊神经节 (神经根)	36 头夹肌

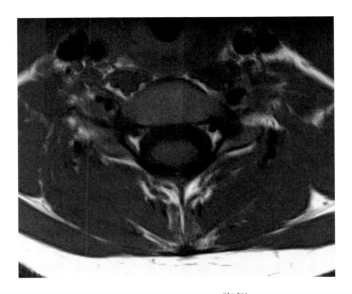

腹侧

右侧　☐　左侧

背侧

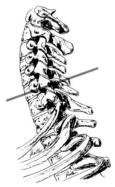

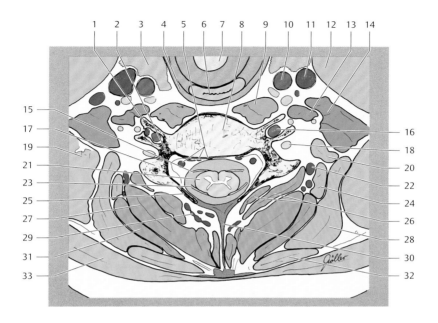

1	横突
2	椎弓根
3	甲状腺
4	咽上缩肌
5	椎内前静脉丛
6	食管
7	喉
8	第 6 颈椎椎体
9	颈长肌
10	颈总动脉
11	颈内静脉
12	胸锁乳突肌
13	前斜角肌
14	中斜角肌
15	第 7 颈髓前根
16	椎动脉
17	关节突

18	第 6 颈椎脊神经
19	肩胛提肌
20	头最长肌
21	脊髓
22	颈深静脉
23	第 7 颈椎后根
24	颈最长肌
25	第 6 颈椎椎体后弓（椎板）
26	颈棘肌与多裂肌
27	颈半棘肌
28	颈夹肌
29	椎外后静脉丛
30	项韧带
31	头夹肌
32	小菱形肌
33	斜方肌

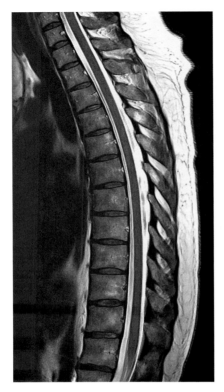

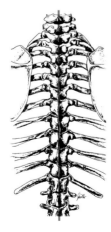

头侧

腹侧 □ 背侧

尾侧

1　食管
2　第 7 颈椎棘突
3　甲状腺

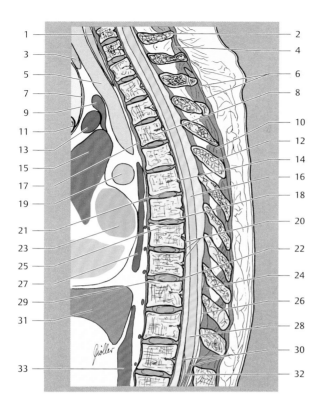

4	颈棘间肌
5	气管
6	棘上韧带
7	胸骨舌骨肌
8	第 4 胸椎椎体
9	头臂干
10	棘间韧带
11	胸骨（柄）
12	棘突
13	左头臂静脉
14	椎体静脉
15	升主动脉
16	胸髓
17	前纵韧带
18	肋间后动脉
19	肺动脉
20	后纵韧带
21	第 6 胸椎下缘终板
22	T9/T10 椎间盘（纤维环）
23	左心房
24	黄韧带
25	第 7 胸椎上缘终板
26	硬膜外脂肪组织
27	奇静脉
28	脊髓圆锥
29	T9/10 椎间盘（髓核）
30	马尾
31	肝
32	终丝
33	降主动脉

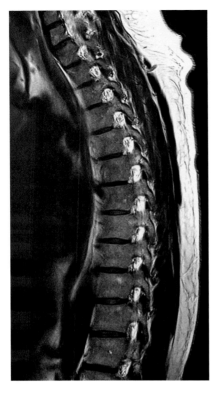

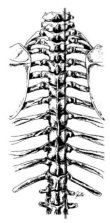

头侧

腹侧 ☐ 背侧

尾侧

1	气管
2	颈夹肌
3	甲状腺
4	头半棘肌
5	胸骨舌骨肌
6	上后锯肌
7	食管
8	大菱形肌

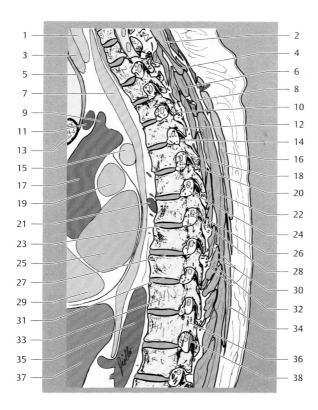

9	头臂干	24	椎间孔
10	T3/T4 关节突关节	25	左心房
11	左头臂静脉	26	脊神经节（后根）
12	第4胸椎下关节突	27	第9胸椎上缘终板
13	胸骨（柄）	28	脊神经节（前根）
14	第5胸椎上关节突	29	右心房
15	左主支气管	30	多裂肌与胸半棘肌
16	斜方肌	31	第9胸椎下缘终板
17	升主动脉	32	椎外后静脉丛
18	肋间后动脉（脊支）	33	第10胸椎椎体
19	肺动脉	34	背阔肌
20	椎间静脉	35	降主动脉
21	半奇静脉	36	椎弓根（关节间部）
22	竖脊肌	37	肝
23	T7/T8 椎间盘	38	黄韧带

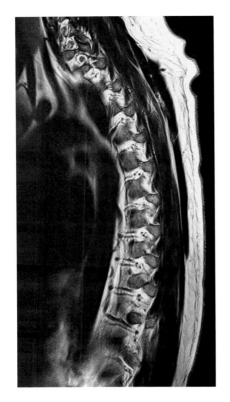

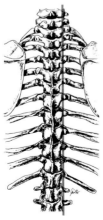

头侧

腹侧 ☐ 背侧

尾侧

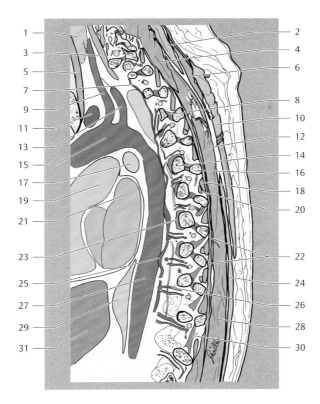

1	甲状腺	17	左主支气管
2	颈夹肌	18	横突间肌
3	头长肌	19	肺动脉干
4	颈棘肌与多裂肌	20	回旋肌
5	胸骨舌骨肌	21	左心房
6	大菱形肌	22	多裂肌
7	副半奇静脉	23	第 8 胸椎肋头辐状韧带
8	肋横突韧带	24	背阔肌
9	颈总动脉	25	半奇静脉
10	斜方肌	26	肋间后动脉与静脉(背侧支)
11	左头臂静脉	27	降主动脉
12	胸棘肌	28	竖脊肌
13	锁骨下动脉	29	食管
14	第 6 肋(头)	30	肋横突上韧带
15	主动脉弓	31	肝
16	第 6 胸椎横突		

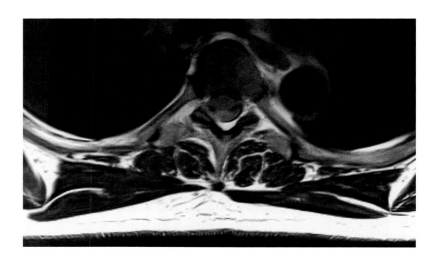

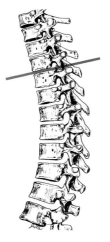

腹侧

右侧 [ ] 左侧

背侧

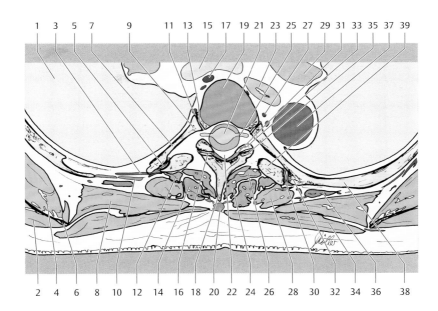

1	右肺	21	胸髓
2	冈下肌	22	脊髓后脂肪三角(硬膜外脂肪)
3	肋间动脉		
4	肩胛下肌	23	食管
5	肋横突关节	24	胸棘肌
6	肩胛骨	25	脊神经节
7	肋骨(颈)	26	多裂肌
8	大菱形肌	27	副半奇静脉
9	第 5 肋(头)	28	胸最长肌
10	肋间肌	29	左肺动脉
11	肋头辐状韧带	30	肋横突韧带(外侧)
12	胸回旋肌	31	黄韧带
13	肋头关节	32	第 5 肋(结节)
14	胸半棘肌	33	第 5 胸椎上关节突
15	气管(分叉)	34	斜方肌
16	T4/T5 关节突关节	35	第 4 胸椎下关节突
17	奇静脉	36	胸髂肋肌
18	棘突	37	降主动脉
19	T4/T5 椎间盘	38	第 5 肋(体)
20	棘上韧带	39	第 5 胸椎横突

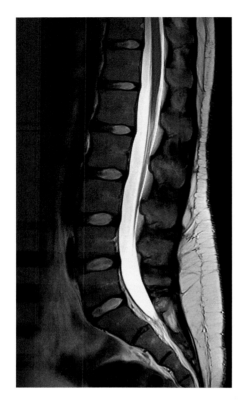

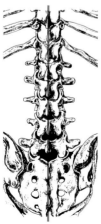

头侧

腹侧 ☐ 背侧

尾侧

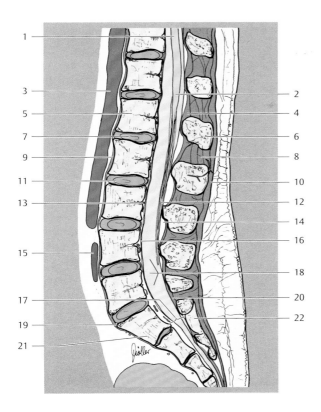

1	脊髓	12	马尾
2	脊髓圆锥	13	椎体静脉
3	腹主动脉	14	硬膜外脂肪组织
4	黄韧带	15	左侧髂总动脉
5	第 1 腰椎椎体	16	后纵韧带
6	第 1 腰椎棘突	17	骶管
7	L1/L2 椎间盘（髓核）	18	腰池
8	棘间韧带	19	骶骨岬
9	前纵韧带	20	硬脊膜
10	棘上韧带	21	骶骨（第 1 骶椎）
11	L2/L3 椎间盘（纤维环）	22	骶正中嵴

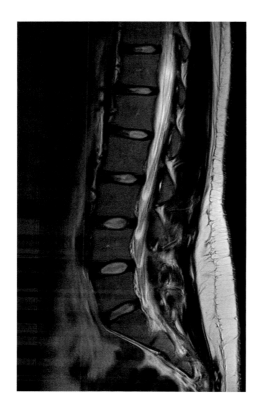

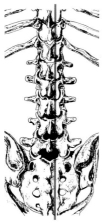

头侧

腹侧 □ 背侧

尾侧

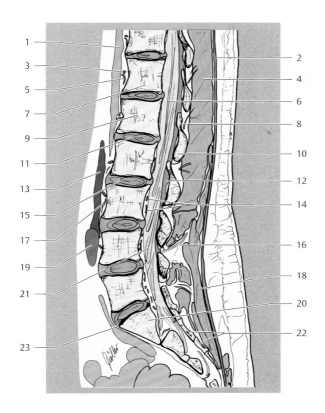

1	横膈(腰部)	13	下腔静脉
2	胸腰筋膜	14	椎内前静脉丛
3	椎外前静脉丛	15	L2/L3 椎间盘(纤维环)
4	竖脊肌(棘肌)	16	腰动脉与神经(背支内侧皮
5	肋间后动脉		支)
6	神经终丝	17	腰动脉
7	第 12 胸椎椎体	18	多裂肌
8	上关节突	19	颈总动脉
9	第 1 腰椎椎体	20	骶骨(第 1 骶椎)
10	后椎弓(椎板)	21	脊神经节
11	L1/L2 椎间盘(髓核)	22	骶正中嵴
12	黄韧带	23	骶骨岬

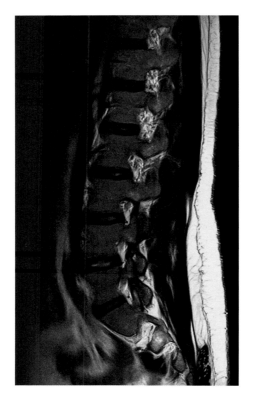

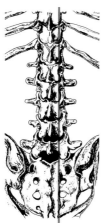

头侧

腹侧 □ 背侧

尾侧

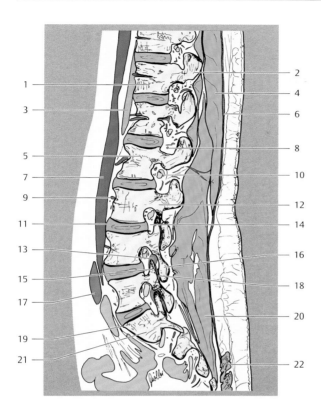

1	第 12 胸椎椎体	12	后椎弓根(椎板)
2	乳状突	13	黄韧带
3	横膈(腰部)	14	椎间孔
4	竖脊肌(棘肌)	15	上关节突
5	第 2 腰椎椎体	16	下关节突
6	胸腰筋膜	17	髂总动脉
7	下腔静脉	18	关节突关节
8	腰动脉脊髓支(背侧支)	19	骶骨岬
9	肋间后动脉	20	多裂肌
10	第 2 腰椎神经节	21	骶骨(第 1 骶椎)
11	L3/L4 椎间盘(髓核)	22	臀大肌

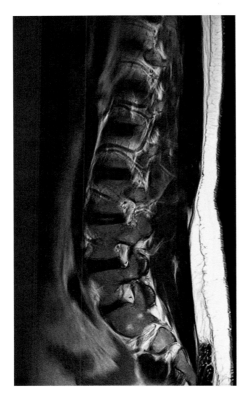

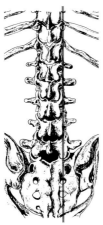

头侧

腹侧 □ 背侧

尾侧

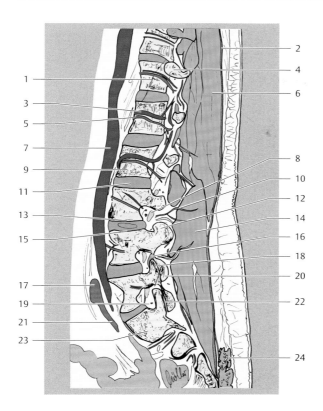

1	第 12 胸椎椎体	13	下缘终板
2	胸腰筋膜	14	多裂肌
3	腰静脉	15	上缘终板
4	肋骨（头）	16	黄韧带
5	腰动脉	17	髂总动脉
6	竖脊肌（棘肌）	18	上关节突
7	下腔静脉	19	椎间孔
8	第 3 腰椎脊神经	20	下关节突
9	第 2 腰椎椎体	21	髂内动脉
10	腰动脉（背侧支）	22	关节突关节
11	椎间盘	23	骶骨（第 1 骶椎）
12	横突	24	臀大肌

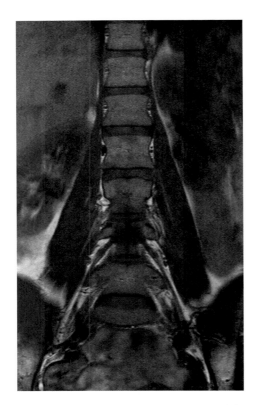

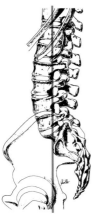

头侧

右侧 ☐ 左侧

尾侧

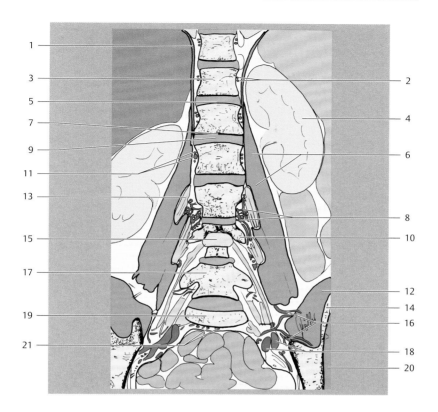

1	横膈(腰部)	12	髂肌
2	肋间后动脉与静脉	13	腰丛
3	第 12 胸椎椎体	14	髂骨
4	左肾	15	腰池
5	第 1 腰椎上缘终板	16	髂腰动脉与静脉
6	腰大肌	17	第 5 腰椎椎体
7	第 1 腰椎下缘终板	18	髂内动脉与静脉
8	椎外前静脉丛	19	骶骨岬
9	L1/L2 椎间盘(纤维环)	20	臀中肌
10	第 4 腰椎横突	21	骶正中动脉与静脉
11	腰动脉与静脉		

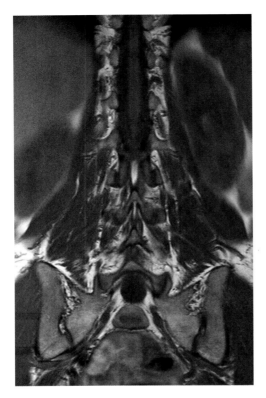

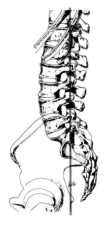

头侧

右侧 □ 左侧

尾侧

1	右肺
2	腰池脑脊液
3	第 12 胸椎椎弓根
4	腰大肌
5	第 12 肋(头)
6	脊髓圆锥

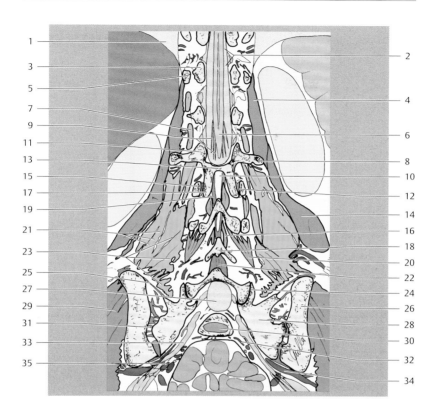

7	横突间肌	21	腰髂肋肌
8	第 2 腰椎横突	22	棘间韧带
9	马尾	23	最长肌
10	后部硬膜外脂肪（脊髓后/背侧脂肪）	24	L5/S1 关节突关节
11	第 2 腰椎后椎弓(椎板)	25	骶髂韧带
12	关节突关节	26	髂骨
13	第 2 腰椎椎弓根	27	腰池
14	腰方肌	28	骶骨(侧块)
15	第 3 腰椎上关节突	29	臀中肌
16	棘突间肌	30	S1/S2 椎间隙
17	第 2 腰椎下关节突	31	骶髂关节
18	第 4 腰椎棘突	32	骶外侧动脉与静脉
19	黄韧带	33	骶丛
20	多裂肌	34	臀上动脉
		35	髂内动脉与静脉

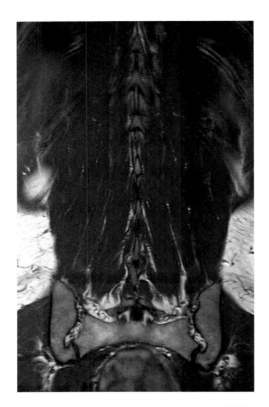

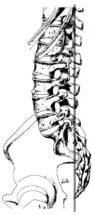

头侧

右侧 ☐ 左侧

尾侧

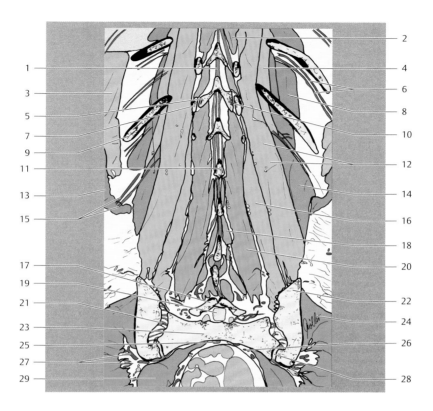

1	棘间韧带	16	最长肌
2	胸棘肌与胸回旋肌	17	第 1 骶椎后椎弓 (椎板)
3	前锯肌	18	腰棘间肌
4	提肋肌	19	腰池脑脊液
5	第 12 胸椎下关节突	20	多裂肌
6	肋间后动脉与静脉	21	骶髂韧带
7	第 1 腰椎上关节突	22	髂骨
8	肋间肌	23	骶骨
9	第 11 肋	24	臀中肌
10	关节突关节	25	骶正中动脉与静脉
11	第 2 腰椎棘突	26	骶外侧动脉与静脉
12	腰髂肋肌	27	臀上动脉与静脉
13	背阔肌	28	骶髂关节
14	腰方肌	29	梨状肌
15	腰动脉与静脉		

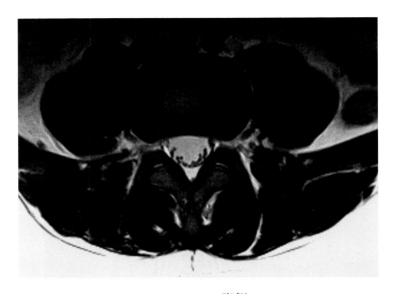

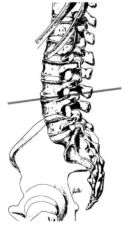

腹侧

右侧 ☐ 左侧

背侧

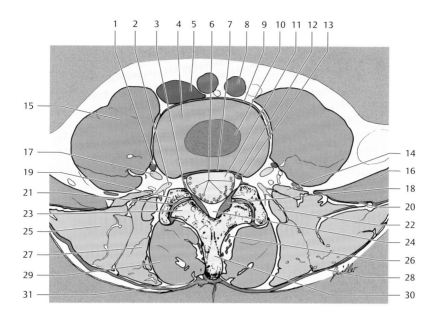

1 腰静脉
2 脊神经(后支)
3 神经孔韧带
4 L3/L4 椎间盘(纤维环)
5 下腔静脉(汇流处)
6 神经终丝
7 后纵韧带
8 左髂总动脉
9 前纵韧带
10 L3/L4 椎间盘(髓核)
11 腰池
12 硬脊膜
13 椎内静脉丛
14 竖脊肌(外侧束:横突间外侧肌)
15 腰大肌
16 腰方肌
17 第 3 腰椎脊神经节
18 黄韧带
19 下关节突
20 胸腰筋膜(前层)
21 关节突关节
22 竖脊肌(外侧束:横突间内侧肌)
23 上关节突
24 硬膜外脂肪(脊髓后与脊髓背侧脂肪三角)
25 竖脊肌(外侧束:腰髂肋肌)
26 椎外后静脉丛
27 竖脊肌(外侧束:最长肌)
28 胸腰筋膜(后层)
29 竖脊肌(内侧束:多裂肌)
30 棘突
31 棘上韧带

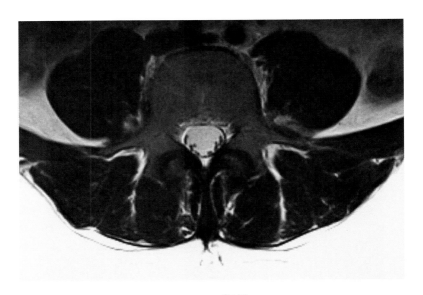

腹侧

右侧 ☐ 左侧

背侧

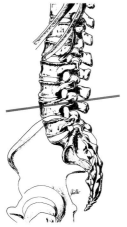

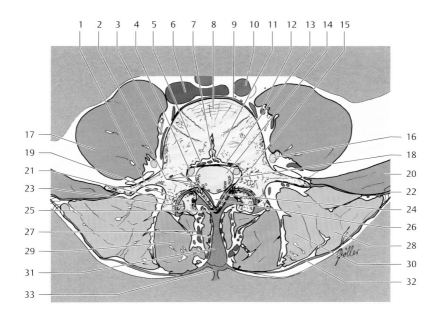

1	肋突	
2	神经终丝	
3	腰动脉	
4	第 4 腰椎侧隐窝脊神经节	
5	椎内前静脉丛	
6	下腔静脉(汇流处)	
7	滋养孔	
8	第 4 腰椎椎体	
9	前纵韧带	
10	左髂总动脉	
11	椎体静脉	
12	腰升静脉	
13	后纵韧带	
14	腰池	
15	第 4 腰椎椎弓根	
16	第 3 腰椎脊神经节	
17	腰大肌	

18	硬脊膜
19	关节突关节
20	腰方肌
21	上关节突
22	胸腰筋膜(前层)
23	下关节突
24	黄韧带
25	椎弓(椎板)
26	硬膜外脂肪(脊髓后与脊髓背侧脂肪三角)
27	椎外后静脉丛
28	竖脊肌(外侧束:腰髂肋肌)
29	竖脊肌(内侧束:多裂肌)
30	竖脊肌(外侧束:最长肌)
31	椎间韧带
32	胸腰筋膜(后层)
33	棘上韧带

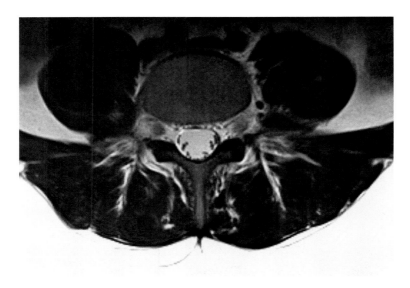

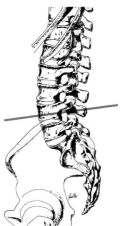

腹侧

右侧 □ 左侧

背侧

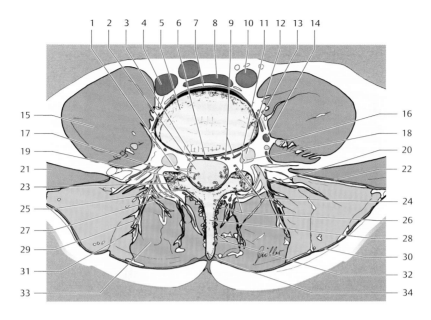

1	神经终丝	19	关节突关节
2	腰池	20	腰动脉(背支外侧皮支)
3	硬脊膜	21	腰方肌
4	右髂总静脉	22	胸腰筋膜(前层)
5	第4腰椎椎体	23	下关节突
6	椎体静脉	24	根动脉与静脉
7	前纵韧带	25	后椎弓(椎板)
8	左髂总静脉	26	椎外后静脉丛
9	椎内前静脉丛	27	脊神经(内侧背支)
10	左髂总动脉	28	棘突
11	后纵韧带	29	脊神经(外侧背支)
12	第4腰椎脊神经节	30	胸腰筋膜(后层)
13	腰动脉	31	竖脊肌(外侧束:腰髂肋肌与最长肌)
14	腰升静脉		
15	腰大肌	32	脊柱旁脂肪
16	第3腰椎脊神经节	33	竖脊肌(内侧束:多裂肌)
17	脊神经(背侧支)	34	棘上韧带
18	椎间孔		

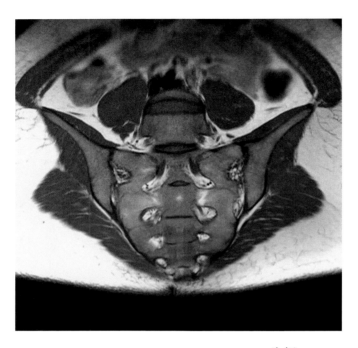

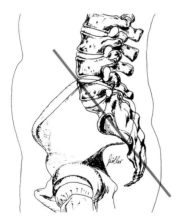

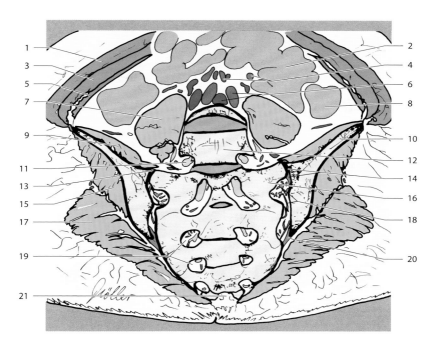

1 腹外斜肌	12 第 5 腰椎 (椎体)
2 回肠	13 骶髂前韧带
3 腹内斜肌	14 骶髂关节
4 髂动脉	15 臀中肌
5 腹横肌	16 骶骨 (外侧块)
6 髂总动脉与静脉 (左)	17 臀大肌
7 腰大肌	18 骶髂骨间韧带
8 降结肠	19 骶前孔
9 髂肌	20 骶髂后韧带
10 髂骨 (翼)	21 骶管
11 第 5 腰椎神经根	

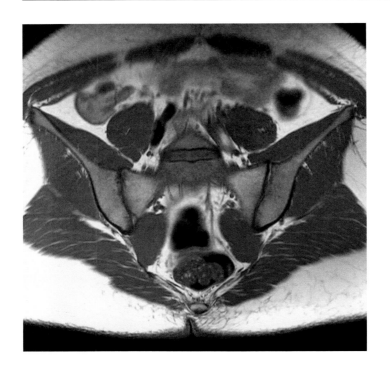

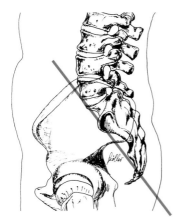

头侧
背侧
右侧　□　左侧
外侧　　　外侧
尾侧
背侧

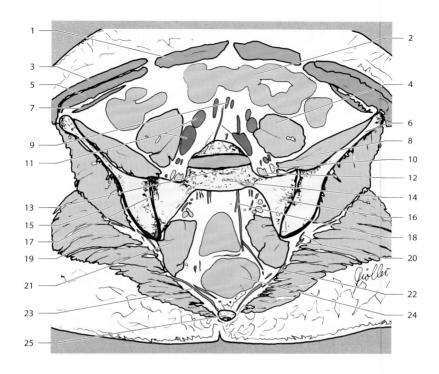

1	腹直肌
2	回肠
3	腹外斜肌
4	腰大肌
5	腹内斜肌
6	髂骨（翼）
7	腹横肌
8	髂肌
9	髂动脉
10	股神经
11	髂总动脉与静脉
12	骶丛
13	骶骨岬
14	骶骨（第 1 骶椎椎体）
15	臀中肌
16	骶骨（外侧块）
17	骶髂关节
18	骶正中动脉
19	臀大肌
20	股下动脉与静脉
21	梨状肌
22	尾骨肌
23	骶棘韧带
24	直肠
25	尾骨

推 荐 阅 读

Braun H, Kenn W, Schneider S, Graf M, Sandstede J, Hahn D. Direkte MR-Arthrographie des Handgelenkes. Rofo 2003;175:1515–1524

Bulling A, Castrop F, Agneskirchner J, et al. Body Explorer 2.0. Heidelberg: Springer Electronic Media; 2001

Burgener FA, Aeyers SP, Tan RK. Differential Diagnosis in MRI. Stuttgart: Thieme; 2002

Cahill DR, Orland MJ, Reading CC. Atlas of Human Cross-Sectional Anatomy. New York, NY: Wiley-Liss; 1995

Chacko AK, Katzberg RW, MacKay A. MRI Atlas of Normal Anatomy. New York, NY: McGraw-Hill; 1991

Clavero JA, Alomar X, Monill JM, et al. MR imaging of ligament and tendon injuries of the fingers. Radiographics 2002; 22:237–256

Clavero JA, Golanó P, Fariñas O, Alomar X, Monill JM, Esplugas M. Extensor mechanism of the fingers: MR imaging-anatomic correlation. Radiographics 2003;23:593–611

Connell DA, Koulouris G, Thorn DA, Potter HG. Contrast-enhanced MR angiography of the hand. Radiographics 2002;22:583–599

Dauber W. Pocket Atlas of Human Anatomy. 5th ed. Stuttgart: Thieme; 2007

Delfaut EM, Demondion X, Bieganski A, Thiron MC, Mestdagh H, Cotton A. Imaging of foot and ankle entrapment syndromes. Radiographics 2003;23:613–623

El-Khoury GY, Bergman RA, Montgomery EJ. Sectional Anatomy by MRI/CT. New York, NY: Churchill-Livingstone; 1990

El-Khoury GY, Bennett D, Stanley MD. Essentials in Musculoskeletal Imaging. New York, NY: Churchill Livingstone; 2003

Garcia-Valtuille R, Abascal F, Cerezal L, et al. Anatomy and MR imaging appearances of synovial plicae of the knee. Radiographics 2002;22:775–784

Grumme T, Kluge W, Kretzmar K, Roesler A. Zerebrale und spinale CT. Berlin: Blackwell; 1998

Harnsberger R. Diagnostic Imaging. Head and Neck. Salt Lake City, UT: Amirsys; 2004

Hosten N, Liebig T. CT of the Head and Spine. Stuttgart: Thieme; 2001

Huk WJ, Gademann G, Friedmann G. MRI of Central Nervous System Diseases. Berlin: Springer; 1990

Kang MS, Resnick D. MRI of the Extremities: An Anatomic Atlas. Philadelphia, PA: Saunders; 2002

Koritke JG, Sick H. Atlas of Sectional Human Anatomy. Baltimore, MD: Urban & Schwarzenberg; 1988

Kretschmann H-J, Weinrich W. Cranial Neuroimaging and Clinical Neuroanatomy. Stuttgart: Thieme; 2003

Leblanc A. Encephalo-peripheral Nervous System. Berlin: Springer; 2001

Lustrin ES, Karakas SP, Ortiz AO, et al. Pediatric cervical spine: normal anatomy, variants, and trauma. Radiographics 2003;23:539–560

Mayerhöfer ME, Breitenseher MJ: MR-Diagnostik der lateralen Sprunggelenksbänder. Rofo 2003;175:670–675

Mengiardi B, Zanetti M, Schöttle PB, et al. Spring ligament complex: MR imaging–anatomic correlation and findings in asymptomatic subjects. Radiology 2005;237:242–249

Meschan I. Synopsis of Radiologic Anatomy. Philadelphia, PA: Saunders; 1978

Mohana-Borges AV, Theumann NH, Pfirrmann CW, Chung CB, Resnick DL, Trudell DJ. Lesser metatarsophalangeal joints. Radiology 2003;227:175–182

Moeller TB, Reif E. MR Atlas of the Musculoskeletal System. Boston, MA: Blackwell Science; 1994

Moeller TB, Reif E. Neuroradiologische Schnittbilddiagnostik. Constance: Schnetztor; 2002

Moeller TB, Reif E. Pocket Atlas of Radiographic Anatomy. 3rd ed. Stuttgart: Thieme; 2010

Morag Y, Jacobson JA, Shields G, et al. MR Arthrography of rotator interval, long head of the biceps brachii, and biceps pulley of the shoulder. Radiology 2005;235:21–30

Munshi M, Pretterklieber ML, Chung CB, et al. Anterior bundle of ulnar collateral ligament: evaluation of anatomic relationship by using MR imaging, MR arthrography, and gross anatomic and histologic analysis. Radiology 2004; 231:797–803

Netter FH. Atlas der Anatomie des Menschen. 3rd ed. Stuttgart: Thieme; 2003

Nowicki BH, Haughton VM. Neural foraminal ligament of the lumbar spine: appearance at CT and MR imaging. Radiology 1992;183:257–264

Oae K, Takao M, Naito K, et al. Injury of the tibiofibular syndesmosis: value of MR imaging for diagnosis. Radiology 2003; 227:155–161

Pech P, Daniels DL, Williams AL, Haughton VM. The cervical neural foramina: correlation of microtomy and CT anatomy. Radiology 1985;155:143–146

Platzer W. Color Atlas and Textbook of Human Anatomy. Vol. 1: Locomotor System. 6th ed. Stuttgart: Thieme; 2009

Richter E, Feyerabend T. Normal lymph node topography. Berlin: Springer; 1991

Robinson P, White LM. Soft-tissue and osseous impingement syndromes of the ankle. Radiographics 2002;22:1457–1471

Rummeny EJ, Reimer P, Heindel W. MR Imaging of the Body. Stuttgart: Thieme; 2008

Schäfer FKW, Order B, Bolte H, Heller M, Brossmann J. Sport injuries of the extensor mechanism of the knee. Radiologe 2002;42(10):799–810

Schmitt R, Lanz U. Diagnostic Imaging of the Hand. 2nd ed. Stuttgart: Thieme; 2007

Schnitzlein HN, Reed Murtagh F. Imaging Atlas of the Head and Spine. Baltimore: Urban & Schwarzenberg; 1990

Schünke M, Schulte E, Schumacher U, Voll M, Wesker K. Prometheus—Lernatlas der Anatomie. 3 vols. Stuttgart: Thieme; 2004–2006

Schünke M, Schulte E, Schumacher U. Thieme Atlas of Anatomy. General Anatomy and Musculoskeletal System. 2nd ed. Stuttgart: Thieme; 2014

Stark DD, Bradley WG. Magnetic Resonance Imaging. St. Louis, MO: Mosby; 1999

Strobel K, Hodler J. MRT des Kniegelenkes. Radiologie up2date. Stuttgart: Thieme; 2003

Stoller DW. MRI, Arthroscopy, and Surgical Anatomy of the Joints. Philadelphia, PA: Lippincott Williams & Wilkins; 1999

Stoller DW, Tirman B. Diagnostic imaging: Orthopaedics. Salt Lake City, UT: Amirsys; 2004

Theumann NH, Pfirrmann CW, Drapé JL, Trudell DJ, Resnick D. MR imaging of the metacarpophalangeal joints of the fingers. Radiology 2002;222:437–445

Theumann NH, Pfirrmann CW, Antonio GE, et al. Extrinsic carpal ligaments: normal MR arthrographic appearance in cadavers. Radiology 2003;226:171–179

Tiedemann K. Anatomy of the Head and Neck. Weinheim: VCH; 1993

Uhlenbrock D. MR Imaging of the Spine and Spinal Cord. Stuttgart: Thieme; 2004

Vahlensieck M, Linneborn G, Schild HH, Schmidt HM. MRT der Bursae des Kniegelenk. Rofo 2001;173:195–199

Vahlensieck M. Anatomie der Schulterregion. Radiologe 2004;44:556–561

Vahlensieck M, Genant HK, Reiser M. MRI of the Musculoskeletal System, Stuttgart: Thieme; 1999

索　引